# ねむりひめの目覚めはいつ

## 睡眠障害の娘と母のドキュメント

堀本公子・堀本さくら

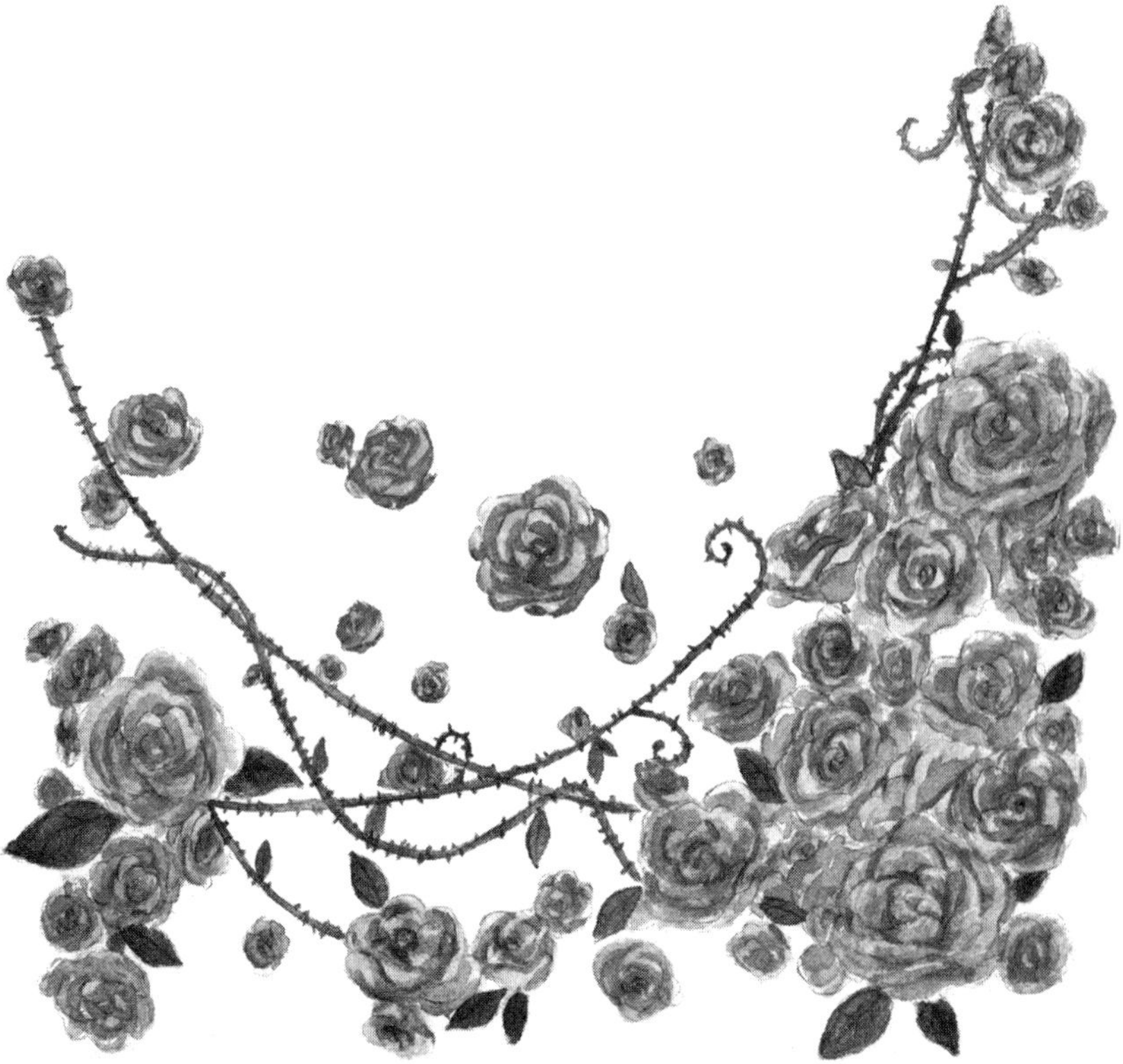

東京シューレ出版

# はじめに

「六時過ぎたよー。起きてー！」

私はノックもせずに、娘の部屋に入ると、手荒に思いっきりカーテンを開けました。

「起きなさい！」

寝ている娘を激しく揺さぶり、半分顔を覆った布団を勢いよくはがしました。

「起きて！」

娘のほほをさわる手にも力が入ってきます。それでも目を開けません。背中に右手を差し込んで、一気に上半身を起こしました。

眠っているので重いこと――。目は閉じたままです。

「起きて！　遅れるよ！」

私はだんだん支えられなくなって、また娘の頭を枕に戻します。三回やってもまだ起きません。今度は上半身を起こして、お尻を軸にして九十度、娘の向きを変えて、横の壁に背中をつけるようにしてもたせかけて、ベッドに座らせます。支えていないと上半身は左右に揺れて倒れてしまいます。しまいには娘の両足を持って、ベッドから床に引きずりおろしてしまいました。それでも眠ったまま、死体のようにだらりとして動きません。

眠ったままです。

一九九七年六月、桜蔭中学三年生の娘の朝は、一か月もこんな状態です。連日のことなので、さすがにわざと起きまいと抵抗しているとは思えません。

起床ができなくなってからは、明け方から午前中に熟睡しています。正午になってようやく起きてきた時には、私が必死に起こそうとしたことも覚えていない、ましてや目覚まし時計の音もＣＤの音楽もまったく記憶にないと言うのです。

娘は「ねむりひめ」になっていました。

それから十五年、ずっとそばにいて、「ねむりひめ」が目覚める時を、私は辛抱強く見守り続けています。

この本の主な部分は私、堀本公子が執筆しておりますが、第三章については、睡眠障害と生きる娘、堀本さくら自身による手記を収録しました。

堀本 公子

もくじ

## 第3章 睡眠障害と生きる私

# 第1章 娘の成長と睡眠

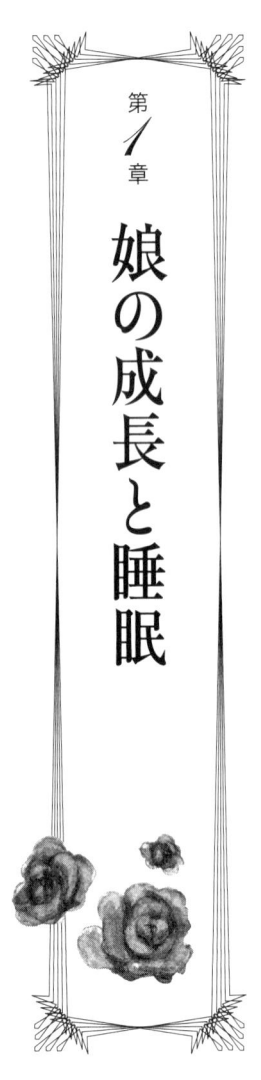

## ●●●● 母と娘で歩む中学受験

近くの市立小学校に通っていた娘のさくらが、四年生になったころ、学区域の市立中学校へは行きたくないと言い出しました。自宅から歩いて五分、小学校よりずっと近くにある市立中学校です。市内で最初に開校した伝統ある評判のよい学校です。娘はその中学校のことをよく知るはずもないのに、市立中学校へ行くことを敬遠し始めました。四年生ともなると、友だちが学習塾に通っていることや、私立中学を受験することをふだんの会話から聞いているでしょう。そして、私立中学に行かない同級生が、地元の市立中学校へ行くこともわかったのかもしれません。

私の周辺でも、私立の中高一貫校に進学する子どもが毎年、多くなっていました。高校受験や大学受験のことを考えると、子どもの負担をできるだけ少なくしようと、中学で受験させて、私立の中高一貫校や大学の附属中学に入れたいという親心もあると思います。中学受験をする六年生が学年全体の半数近くもいて、地区の市立中学校は二月の受験が終わるまで、四月に入学する新一年生の数がつかめないという年があったと聞きました。

娘はのびのびした楽しい幼稚園時代を過ごし、自分から「習いたい」と言い出した、ピアノ、水泳、バレエの教室にも喜んで通い、小学校生活も楽しんでいました。幼稚園からの友だちとも遊んでいましたが、新しい友だちとも放課後によく遊んでいました。そんな娘にとって、親しくしている友だちの多くが私立中学へ進学して、自分は市立中学へ進学する人たちの集団に残されることを危惧したのかもしれません。それがいやだから中学受験をしたいと考えたようです。こんな消極的な動機でしたが、娘が自分から言い出したことであり、一度言い出したらきかない性格もわかっていたので、受験をやらせてみることにしました。

小学低学年から学習塾に通って、中学受験にそなえている友だちもいましたが、四年生から受験勉強を始めてもまだ十分間に合うだろうし、何よりも勉強することはマイナスにはなりません。それに娘は小学校の授業にもの足りなさを感じている様子でもありました。

ただ、ふだんの学校生活が基本であり、習い事も続けながら学習塾に通うとなると、娘は遊ぶ時間もなくなるほどいそがしくなるでしょう。そんなことは避けたいと、私は思っていました。

そして、四年生の十二月に四谷大塚進学教室の選抜試験があることを知りました。この学習塾は「子どもの可能性をじょうずに引き出し、子どもたちが自分の頭でしっかりと考え、自分の意志で勉強できる力を育てること」を目指していました。私が求めていた「教育」とはまさにこれだと思ったのです。さっそくテキストを買い求めると、娘は喜んで取り組み始めました。学校から帰って一時間、夕食後に一時間、食卓でテキストを広げて勉強する娘のそばで、私も一緒に理解できないところやできなかった問題を考えました。それは私にとってもとても楽しい勉強のひとときでした。

十二月の選抜試験に合格して、お茶の水の教室に入室が決まりました。いよいよ二年間の受験勉強のスタートです。勉強の中心は家庭学習において、日曜教室（テストと解説）に、二年間で七八回通いました。欠席したのはわずかに五回だけ。バレエの発表会、中央線が不通だった時、学校行事が重なった日だけです。解説授業も熱心に受け、返送されたテストの答案は、その週のうちに必ず、間違いを直して満点にしました。私は「点数にこだわることなく、やり直しをしてできるようになれば、それでいいよ」と励ましました。できなかった問題を大学ノートに整理するのは私の役目でしたが、八三回目の日曜テストが終わった時には、七冊になっていました。

四谷大塚進学教室は日曜テストの成績で、通う教室が変わります。電車酔いすることもあったので、自宅から近い教室になると、娘もずいぶん負担が軽くなったようです。私は娘がテストを受けている時、別の会場で開かれる父母教室に出席しました。次週のテストに向けて、家庭でどのように学習させればよいか、ポイントを親が学ぶのです。私まで、いつの間にかすっかり引き込まれていました。

日曜テストのあと、次の週の予定を二人で立てました。週の初めには算数と国語、半ばには社会と理科、金曜日にはやり残したもの、土曜日には前年度の問題集、漢字は毎日五つずつというペースでした。夕食の前に時間があれば一時間、夕食後八時から一時間、夜九時にはやめるようにしていました。

平日の放課後、学習塾へは通わないで、受験勉強の中心を家庭学習においたのは、夜の通塾は小学生の娘にとって負担が大きいだろうと考えたからです。それに、小学生の学習ぐらいは私にも見てやれると思っていました。

勉強のリズムをつかむと、私が声をかけなくても、自分で時計を見ながらテキストに向かっていました。自然に自分で勉強する力を娘はつけていきました。そして私はコーチ役に夢中になり、この受験勉強が一生の財産になってくれるものと信じていました。

受験科目のなかでは算数が一番好きで、得意でしたが、暗記科目はどうも苦手でした。どちらかというと将来は理系に進むかしらと思っていました。志望校を決めるため、学校説明会や文化祭をいくつか見学に行き、娘が選んだのは桜蔭中学でした。それは算数が好きだからだろうと、私なりに解釈をしていました。もう一校は、受験勉強を始めたころから決めていた、自転車で通える地元の私立中学校です。文化祭を見学した時、音楽や美術活動が盛んなことに、興味を持ったようです。何よりも仲のよい友だちも受験するというので、一緒に通えたらいいなと娘は思っていました。学校選びは夫、娘、私と三者三様でしたが、娘の希望する桜蔭中学を受験したのは、いうまでもありません。

二月一日の朝、ピーンと張った冷たい空気を東の空から、明るいお日さまが暖め始めていました。玄関を出た娘と夫を見送ると、私は朝日を拝んで祈りました。試験が始まる時間になると、落ち着いていられなくなり、なぜかお世話になった学習塾の歌を口ずさんでいました。私の応援歌は娘に届いたでしょうか？

二日の午後、合格発表の掲示板に娘の受験番号を最初に見つけたのは夫でした。

「あった！　あった！」

夫の声が耳に入っているのに、涙でいっぱいになった私の目には受験番号が見えてきません。娘は満面の笑みでVサイン。大勢の人の間をぬって近づくと、やっと確認ができました。

「やった、やった！　おめでとう！　よくがんばったね」

私は娘の手をとって小踊りして喜びました。この日私は「さくらが生まれた時と同じくらいうれしい」と手帳に記しています。

桜咲く四月に、南桜塚で生まれた娘のさくらが、桜蔭中学に行く。何か運命的なものまで感じてしまうくらい、私はこのうえない喜びでいっぱいになりました。私自身の受験は失敗の方が多かったので、娘が難関中学に合格したことに、すっかり舞い上がってしまいました。

## ●●●● 桜陰中学校の生活がスタート

一九九五年四月十日、桜蔭中学の入学式。そしてその日は、娘の十三歳の誕生日でした。この時、高校一年生で桜蔭を中退するとは夢にも思っていませんでした。ただ、満開を過ぎた桜が散り始めていて、青い空に映えて美しかったのを今でも鮮明に覚えています。

　入学式の翌日から六時起床の生活が始まりました。小学生の時は七時半に起きても十分、始業時間に間に合っていましたが、通学に時間がかかるため、一時間以上も早く起きなければなりません。私は五時半には起きてお弁当を作り、朝食の準備。お弁当は幼稚園の時以来六年ぶりです。幼稚園のかわいいお弁当とは違って、しっかりと食べさせなくてはという気持ちと、二人三脚で歩んできた受験勉強が終わり、私が娘にできることはもうお弁当作りしかないかなと、少しさびしい気持ちが交錯する朝でした。幸い私は朝が苦手ではないので、これからの六年間、早起きに徹することを覚悟しました。

　娘は目覚ましをかけていても、自分から起きてくることは少なく、六時になると私が声をかけて起こします。

「おはよう」

まだ眠そうな顔をして、起きてきます。

私は手を動かしながら、ついせかしてしまいます。

「早くしなさいよ！　七時前には出ないとね」

最寄りの駅まで歩いて約十分。中央線は超満員なので、三鷹駅で総武線の始発電車に乗り換え。これがまた混雑していますが、座って行くためには列に並ばなければなりません。各駅停車にゆられておよそ四十分、水道橋駅下車。人の波にもまれて改札を出て、徒歩十分ほど。学校の手前は急な上り坂が待ち受けています。娘はこの坂で足を鍛えるのだと張り切っていました。

着慣れない、長い丈のジャンパースカートにブレザー、汗を吸いにくい生地のブラウス、革靴もまだ履き慣れていないので歩きづらいでしょう。桜の校章がついたかばんはそれ自体が重く、教科書とノートでいっぱい。そのほかにお弁当と水筒、サブザックには体操服もあります。中学生になったとはいえ、つい十日ほど前までは小学生だったのですから、急に大きくなるわけではありません。

「いってらっしゃい。気をつけてね」

私は小さな身体を七時前に見送ったあとは、ちゃんと遅れずに無事学校に着けたかしらと、毎朝心配していました。

夕方、ラッシュ時の電車に乗って帰ってきた娘の「ただいま」という声を聞くまで、一日がなんと長く感じられたことでしょう。

小学校から桜蔭中学校へ入ったのは娘一人だけでしたが、学習塾で仲良くなった友だちが何人かいたようでした。また、学校では漫画やアニメの好きな女の子とすぐに友だちになったようです。マイペースですが物怖じしない性格です。

毎日、六時にはがんばって起きていますが、成長期の十三歳にとって睡眠不足は明らかで、少し心配でした。夕食がすんで、宿題や予習をやっているとあっという間に十二時をまわってしまい、あわてて寝かせる日もありました。親とすれば、朝起きられないと大変と思い、気が気ではありませんでした。月曜日から土曜日までこんな生活ですから、日曜日ぐらいは自分から目が覚めて起きてくるまで、ゆっくり寝かせておこうと思いました。一週間の疲れをちゃんと取って、また次の一週間のためにエネルギーをたくわえておかなくてはと、私は思っていました。

そしてこのころ、レッスンの時間までに帰宅できなくなったので、小学一年から始めたバレエをやめました。

## ●●●● 睡眠不足と体調の変化

六月に入ってすぐ、入学から二か月間の疲れが出たのか、熱が出たため、初めて二日間、学校を欠席しました。この時ゆっくり休養できたのか、その後夏休みに入るまでは元気に登校を続けました。娘もようやく中学校生活のリズムをつかんだようです。

「よくがんばったね」

私は夏休みを迎えてホッとしました。小学六年生の時、受験勉強の夏期講習で行けなかった北海道へ家族旅行に出かけました。希望の中学校へ進学することができ、なんとか無事に一学期が終わり、十勝平野の広大な緑を目にした瞬間、娘も歓声をあげて背伸びしていました。

八月に入って新しい家ができあがり引越ししました。一階は夫の母、二階が家族三人の新居です。娘の部屋は東が窓、南がベランダという一番明るい洋間です。初めての自分専用の部屋にうれしくてしようのない様子です。自分でちゃんと起きられるように、新しくかなりうるさい目覚まし時計も買いました。

夏休みの中旬には中学一年生恒例の浅間林間教室に行ってきました。「すっかり桜蔭生になったなあ」と私もうれしくなりました。

一学期の定期テストで、初めての英語につまずいているようで、夏休みの補習授業に呼ばれていました。休み中も朝はちゃんと起きて、宿題に悪戦苦闘していましたが、課題をすべてクリアできなかったようです。

二学期が始まり、体育大会に向けてグランドに行く日も多くなりました。水道橋の校舎には広いグランドがないので、西東京市ひばりが丘にあるグランドへ自宅から直接、授業の準備と体育の用意をして行くのです。もちろんお弁当持ち。体操服にジャンパースカートをはいて出かけます。全学年ともなれば更衣室が間に合わず、体育大会の当日はグランドの隅の木と木の間にロープを渡して、そこへ大きな布をかけて目隠しを作り、着替えたそうです。

月曜日から土曜日までは相変わらず睡眠時間が五〜六時間です。睡眠不足を補うかのように、日曜日は課題や予習があっても、終日起きないことが時々ありました。

十月の末、二学期の中間テストの最終日に風邪をひどくこじらせて帰宅しました。翌金曜日と土・日をはさんで月曜日まで寝込んでしまいました。

三学期になって、始業式の翌日と二月の一日、風邪をひいて欠席しました。この時は幸い、すぐに快復しました。

「さくらさんがお腹が痛いと言ってますので、迎えに来てもらえますか」

一月末に担任の先生から電話があり、すぐに学校へ迎えに行きました。生理痛だったようです。翌日は遅刻して四時間目から出席しました。

結局、一年生は風邪や生理痛で欠席した日が八日ありました。遅刻はわずかに二日間だけでした。これが朝起きることができなくなる兆候だったとは、私は気がつきませんでした。

そして二年生になってすぐ、朝お腹が痛くなったり、起きられなくなったりして遅刻するようになりました。「木の芽」時期は私もあまり体調がよくないので、「娘もそうなのかなあ」と安じていました。それに毎週土曜日はひばりヶ丘のグランドで、二年生合同の体育の授業があります。大人でも土曜日は疲れのピークになっています。やはり体力不足なのでしょうか。五月の半ばに帯状疱疹にかかってしまいました。娘の身体に発疹を見つけた時、私はすぐに見当がつきました。私も中学生のころ、帯状疱疹になった経験があったからです。免疫力が落ちている時にかかる病気です。かかりつけの皮フ科で診察してもらうと、「お母さんの診たて通りだよ」と言われました。

皮フ症状は一週間もすれば治りますが、帯状疱疹はやっかいなことに、ピリピリした神経の痛みが長く残ることがあります。けれども、それを訴えることはありませんでした。中間テストを控えていたにもかかわらず、四日間も欠席してしまいました。

その後、六月、七月は一日も欠席、遅刻をすることなく登校でき、夏休み前の個人面談でも、担任の先生から特に心配な話もなく、安心しました。

夏休みに入ってすぐの特別水泳教室では、古式泳法を教えてもらい、元気になってよかったと思いました。八月の末には四年ぶりに私の九州の実家で一週間ゆっくりと過ごしました。父も母も孫との楽しいひとときを喜んでくれました。

二学期になると体育大会に向けて、またグランド行きが続き、炎天下の練習がこたえたのか、十月二日、体育大会が終わると、熱が出て、太ももや腕にじんましんが出ました。アトピー性皮フ炎があるせいか、日焼けや疲れはすぐに皮フ症状となって現れます。医者に診てもらい熱がさがって、じんましんが治るまで二日間欠席しました。五日後には文化祭もせまっています。準備で帰宅が遅い日も続きました。さらに十日もしないうちに中間テスト、十月三十一日には「体力づくりの日」として筑波山行があり、娘の身体は休まらなかったと思います。

## ●●●●「眠くて眠くて、起きられない」が始まる

寒くなり始めたころのことです。朝の六時を過ぎても起きてくる気配がありません。

「遅れるよー」

私は声をかけて、何度か起こそうとしますが、まだ眠たそうにしています。

「もう少し」とか「一時間遅れて行く」と言うので、そのまま寝かせておいて、八時十分ごろ、私は学校に遅刻の連絡を入れます。朝、目が覚めていたので、少し眠いだけだと思っていました。そんな朝が月に二回ほどありました。

起きてすぐに朝食をとるせいか、階下まで降りて玄関を出たとたん、気持が悪くなったり、立ちくらみでふらついたりして、家の前で転んだこともありました。それでも駅までの道を歩き出すうしろ姿はしっかりしているように見えました。学校に行ってしまえば、ふだん通り授業を受けて、夕方には「お腹すいたー」と言って帰宅していました。

三学期になると、たびたび風邪をひき欠席が増え始めました。病院に行かなくても、市販の風邪薬を飲んで暖かくして一日寝ていれば治ることも多く、ついそうさせていました。二月、三月の寒い日にはなかなか朝が起きづらくなります。

「一時間遅れて行くー」

三学期に遅刻した日は五日ありました。この一時間ぐらいの遅刻に娘も私も、少し気を許していたのかもしれません。ちょっとがんばれば学校へ行けるじゃないのと、私はあまり気にとめずにいました。

娘は休日、ラジオの公開録音やアニメのイベントに友だちと出かける時は、朝からはりきって起きてきます。「遊びには行けるんじゃないの」と口には出しませんが、娘の元気な姿と友だちとうまくつき合っていることに安心していました。

中学二年生の一年間で欠席が十三日、遅刻が十二日ありました。成績がどうだったか、娘も私も記憶にありません。私の手帳にも記録がありませんが、よくはなかったと思います。成績よりも無事に二年生が終えられたことで十分だと思っていたのかもしれません。

三年生になりました。

四月、また苦手な「木の芽」時期です。朝、起きられない日は週に二、三日あります。微熱がある日もあります。何度起こしても、結局夕方まで起きない日は欠席することになります。たび重なると、私もイライラしてきます。

「どこが悪いの？頭が痛いの？お腹が痛いの？」

眠っている娘を質問ぜめにしました。答えはありません。むりやり起こそうとして腕を引っぱったりしました。

「痛いーっ」

娘が目を覚まし、声を出しました。

「どこが痛いの？」

「うでだよー」

娘はとぼけた返事をすることもありました。

「熱もないし、どっこも痛いところもないし、具合が悪いところなんてないじゃない。起きなさい！」

私の語気は強くなります。

「私だって起きようとしてるんだよう」

「眠くて眠くて起きられない」

「目が開かない」

「頭が枕から上げられないんだよう」

娘の言い分です。

「目、覚めているのにどうして起きられないの？起きる気がないからでしょっ！」

「学校に行きたくないの？」

「何が気に入らないの？　はっきり言ってごらん」

私はどうしてよいのか、頭の中が混乱していました。感情を娘にぶつけていました。私の方が先に泣いていました。目の前の起き上がれないでいる娘をどう理解すればいいのか、まったくわかりませんでした。そしてどうにもしてやれない苛立ちに、自分をコントロールできなくなっていました。

「私だって、何がなんだかわからないよう」

そんな私を見て、娘も泣き出しました。

今はただ眠りたいんだねと、気持を落ち着かせると、私は布団を元のようにかけて、そっとベッドを離れました。自分から起きてくるまで眠らせようと思いました。

「疲れがたまっているんだね、むりやり起こそうとして悪かったね、誰だって眠っている時に、力づくで起こされるのはいやだよね」

私は冷静さを欠いていました。

私は自分の苛立ちの原因がよくわかっていました。

「風邪なの？　熱があるの？　お医者さんに診てもらったの？」

「またお休みしているの？　学校でいやなことでもあるんじゃないの？」

娘のことを心配して、夫の母は顔を合わせるたびに聞いてきます。

ある時、やっと玄関まで降りてきて、また気分が悪くなってうずくまっている娘に、ちょうどそこにいた姑が声をかけました。

「困ったねえ、いったいどうしちゃったの？」

娘はじっとしたまま答えません。そして一分ほどたって、すっくと立ち上がりました。

「行ってきます」

「大丈夫なの？　電車に乗れる？　途中で具合が悪くなりそうだったら戻っておいで。それが一番心配だからね」

「うん、大丈夫。行ける」

明るい声で返事をしたので、私は安心して娘を見送りました。

そのあとです。私は姑の言葉にがくぜんとしました。

「母原病ですよ」

文字通り、娘が学校に行けないのは、母親である私に原因があると強く非難されたように感じて、返す言葉が見つかりませんでした。

## ●●●● 医師の診察を受ける

五月二十六日、月曜日でしたが、今日は娘を欠席させて近所の内科で診てもらおうと決めていました。前週の朝日新聞に、小児科医細谷亮太先生の記事を読んだからです。

『朝に弱い一種の文明病「起立性調節障害」、ODとも呼ばれる自律神経失調症です。立ち上がった時に、血管、特に静脈系の反射がうまくいかないために血液が下半身にプールされて、心臓にもどる血液量が減り、脳への血液供給も不十分になるために、いろいろな症状が出てくるのだと考えられています』という内容でした。

思いあたる症状がいくつもありました。春から夏にかけて始まることが多く、中学生によく見られる病気らしいのです。どうにかして学校へ行きたいのに行けない子どもがいたら、ＯＤを疑った方がよいとあります。

私は医師に新聞記事を見せて、娘が朝なかなか起き上がれないことを訴えました。

「もしかしてこの病気ではないでしょうか？」

娘は朝起き上がるのがつらいこと、立ち上がるとふらっとして立っていられないこと、吐くほどではないけど気持ちが悪くなること、通学電車では座って眠っていないと乗り物酔いをすること、生理痛もあることなどを医師に話しました。

医師は娘の脈をとって、血圧をはかりました。

「よくここまで、歩いて来られましたね。大変だったでしょう。血圧の上が八十もないよ。起立性調節障害って自律神経の病気だね。血圧を上げるお薬を出しますので、しばらく飲んで様子を見てみましょう」

一週間分のメトリジンを処方されました。

私は娘に病名がついて何だか、ほっとしていました。

学校に行けない理由がいじめとか勉強嫌い、単なる怠けではなかったこと。うつとか精神的な病気でもないこと。高校生ともなれば減っていくこと。何よりも専門医にかかれば薬もあって治ること。娘の不調を治せる手段が見つかったというだけで、もう治ったかのように私は安心しました。命を脅かすような恐ろしい病気でもないのですから。

学校ももちろん大切です。三年生になってまだ二か月しかたっていないというのに、すでに十日以上も欠席、遅刻をしています。勉強もずいぶん遅れてしまっていることでしょう。けれども今はとにかく、娘の病気を治すことが最優先です。今思えば少しおかしいほど、「私が治してあげられなくてどうするのだ」と気合が入っていました。耳の奥に刺さった「母原病」という言葉がそうさせていたかもしれません。

担任の先生に病気のこと、何よりも治療を優先したいことを伝えました。治さなければ学校へ行くことすらできないのですから、考えるまでもありません。しばらくは、遅刻や欠席が続くことを理解してほしいと思いました。これまでは朝起きられない時、八時二十分過ぎに、私が学校に欠席や遅刻の連絡をしていましたが、今後は登校できる日に電話を入れることにさせてもらいました。娘が家を出る時間をあらかじめ担任の先生に知らせておけば、通学途中で何かあっても大丈夫だと思いました。

「体調が悪いので遅刻します。どれくらい遅れるかわかりません」

それまで私はいつも何だかはっきりしない電話を入れていました。

「三年○組の堀本さくらです。担任の先生に、これから家を出ますとお伝え下さい」

学校への連絡方法が変わったことで、私の気持ちもずいぶん楽になりました。

## ●●●● ずれてしまった睡眠リズム

血圧を上げる薬を飲み始めたものの、そう簡単に効いてきて、一週間もすれば起きられるようになるというものでもありません。薬はあくまでも補助的なもので、治そうとする娘の力が一番大事です。

次の日曜日、目覚まし時計では起きられないので、タイマー付きCDラジカセを買いに行きました。好きな音楽なら目が覚めるかもしれません。月曜日、六時過ぎには娘が起きてきました。

「ああ、よかった」

私はまずは週が始まる最初の一日に安堵して娘を送り出しました。夜も夕食の片づけが終わる間もなく風呂の用意をして、十一時ころには「寝なさいよ。明日も早いんだから」と声をかけました。翌火曜日、水曜日までは調子よくいきました。夕方、病院でこの一週間の様子を話すと、同じ薬を続けて飲むよう処方されました。

ところが、木曜日は六時を過ぎても起き出す気配がありません。私はお弁当を作る手を止めて、娘の部屋をノックしました。

「起きてー六時過ぎたよ！」

返事を待つ間もなく、部屋に入って思いっきりカーテンを開けました。布団の上から娘の身体をゆさぶりましたが、目が覚めません。まだ、時間があるし、もう少し寝かせておこうと、私は台所へ戻りました。七時を過ぎたころ、もう一度起こしてみましたが、「うーん」と言うだけで起きません。

「八時だよー！」

「九時だよー！」

何度か声をかけて起こそうとしますが、起きてくれません。CDはもう止まっています。一週間がんばったから、今日はエネルギー切れかなと思い直して、私はどうしても出席しなければならない会合があるので、あわてて家を出ました。娘が起きて登校できるようにと、テーブルにお弁当と、「おはよう。西久保コミセンに行きます。お昼過ぎには帰ります。学校へ行く前に、先生に電話を入れてね。いってらっしゃい」のメモを残しました。

会合が終わっての帰り道、娘を家に残してきたことを思い出しました。一緒に歩いていた仲間二人に、「娘が中学三年生になってから一か月、体調が悪くて、学校に行けないでいる」とふともらしました。そして涙があふれてきました。

私はドキドキしながら玄関のドアを開けました。三和土《たたき》には娘の通学靴がありました。

その日は結局欠席しました。午後になって起き出し、活動するわけですから、夜は元気です。「早く寝なさいよ」と声をかけてベッドに入ったのを確認しましたが、すぐに眠りについたとは思えませんでした。案の定、次の日も起きられません。正午近くになってようやく起きられる日ばかりが二週間続きました。五時間目からの授業に間に合うことも三日ありましたが、欠席する日がほとんどでした。

起立性調節障害のなかでも、朝起きられなくて、午前中は調子が悪くボーッとしていて、夕方から夜にかけては元気になるという、睡眠のリズムが乱れている娘のような症状に、血圧を上げる薬を服用するだけでは、もうどうにもならないと、事態の深刻さが娘にも、私にもわかり始めていました。

私は市の『教育相談』にも予約を入れ、娘の状況について何か解決方法があるのではと思い、出かけました。しかし、頭の中は混乱していて、この二か月あまりの状況を一方的に話して泣いただけで、相談する内容まで考えられる余裕はまったくありませんでした。

## ●●●● 睡眠障害の専門医を受診

また、娘が四歳から習い事でお世話になっている方が心配して声をかけて下さいました。

「さくらさんと同じように朝、なかなか起きられなくて睡眠障害を患っている男の子がいるの。なんでも、ビタミンB12を飲んでいるって聞いたけど、私からお母さんにどこの病院か聞いてみます」

私は睡眠専門の病院があることを知り、治療の薬もあることがわかると「ああ、救われた」といてもたってもいられなくなるほどうれしくなりました。六月の下旬にその病院を教えてもらい、娘も表情がパッと明るくなり、ぜひ診察してもらうことにしました。

さっそく、朝から予約の電話をかけ続けました。何回目かにやっとつながって、三週間後の予約がとれました。一日も早く受診して、娘にもビタミンB12を飲ませたいと思いました。それを飲めば、朝起きられるようになると簡単に思っていました。そして、それは診察したらすぐに処方してくれるものだと思っていました。その薬がどうして、どのように睡眠障害に効果があるのかさえ、何も知らないのに、期待していました。

かかっている内科医に、睡眠障害の専門病院を受診したいと話しました。しばらくは血圧の薬は続けるように言われました。

受診するまでの二十日間、期末テストも一日だけ受け、欠席が続きました。

専門クリニックを受診する日がきました。十時の予約には遅れられません。娘もそれはよく承知していたのでしょう。七時半には自分から起きてきました。電車に乗り、目的の駅で降りて通りを渡るとすぐにそのクリニックは見つかりました。十一時近くになって、診察室に呼ばれました。

医師からこれまでの経過と母子手帳を見ながら聞かれました。

「出産の状況は？　ハイハイはしましたか？　歩いたのは？　頭を強く打ったりしたことは？　赤ちゃんのころの睡眠は？　栄養は？」

私は一生懸命に思い出して答えました。たった一人の子どもです。ちゃんと覚えているつもりでした。出産のことから問題になるほど大変なことなのでしょうか。私はとても緊張していました。医師は娘や私の方には目を向けず、ペンを走らせています。

問診のあとは、ハイハイをさせられたり、片足立ち、舌を左右に動かしてレロレロできるか、目を閉じて左右の手の人さし指どうしをくっつけることができるか、などの診察が続きました。昼食をはさんで、午後からは睡眠中の脳波と心電図をとって、夕方の六時過ぎまでかかりました。とにかく、娘も私も疲れました。

この日は診察と検査だけで終わり、薬を処方されることなく医師から生活面の指導を受けました。

「朝は部屋のカーテンを開けて、できるだけ明るくして光を浴びること。夜は照明を落として、脳の刺激を少なくすること」

そして一か月後の予約を入れて病院を出ました。

この日から二年六か月、このクリニックにお世話になることになります。

このクリニックには、全国から我が子を診察してもらおうと、お母さんたちが早朝からつめかけていました。お父さんも一緒の人もいます。身体が不自由で車椅子の子どももいます。両親より体格のよい青年もいます。

八月中旬、二回目の診察。

「明るくしてますか？」

診察の初めにかけられた言葉です。

朝はカーテンを開けて明るくして、起きる努力をしたこと、それでも起き出すのは十時ころ、夜はなかなか寝つけなくて夜更かししてしまったことなど、夏休みの一か月の様子を正直に話しました。

「ちゃんとやってないじゃないですか。朝は早く起きて、お陽様の光を浴びないと夜もいつまでたっても眠くなりませんよ」

医師に叱られてしまいました。

私は「それができるんだったらここには来ていませんよ」と言いたいのをがまんして聞いていました。この一か月は何だったんだろう。その時、明日から何としても娘を起き上がらせて外へ連れ出そうと思いました。この日から睡眠の記録を付けるようにと、睡眠表が渡されました。

翌朝六時、「グリーンパークまで散歩に行こう！」と娘もやる気を出して起きてきました。七時から一時間ほど歩き、夏の朝は私にも心地よいものでした。けれども、朝の散歩に出かけたのはこの日一日だけでした。

## ●●●● 本格的な治療を開始

九月初めの診察では血液検査、心理テストを受けました。

十月初めの診察では過去一か月半の睡眠表を提出しました。この日初めてビタミンB12が処方されました。くわしい説明があったかどうか記憶がありませんが、あとで調べたところ『ビタミンB12は深部体温を上昇させ、体内時計の光感受性を高める作用をもつと考えられており、非二四時間睡眠覚醒症候群や不規則型睡眠覚醒パターンに効果があるといわれる』とわかりました。また、脳波や心電図、血液検査、心理テスト、ハイハイや片足立ちなどの検査は、発達段階での別の病気がないかどうかを調べるためのものだったと思いました。ビタミンB12の服用と睡眠表の記録は日課となり、学校は欠席しても、通院だけは月に二回、欠かしませんでした。

娘と私は診察を待つ時間、近くにあるゲームセンターでよく遊びました。予約の時間はあってないようなものでした。一人ひとりの診察に大変時間がかかるので、いつまでたっても名前が呼ばれません。待合室の長椅子に、「もう三時間も待っている。いつまで待たせるんだ！」と怒りの声がマジックで書かれています。私たちの受診も一日がかりでした。午前中の予約にもかかわらず、「午後からになりますから、お昼を食べてこられていいですよ」と受付で言われる始末。いつのころからか、私たちはこの待合室にいることがつらくなり、受付にしばらく外に出ることを告げて、ゲームセンターに向かいました。病院の支払い以上にクレーンゲームに使うお金がかかってしまうこともありました。通院のために学校を休んでいるのに、ゲームセンターで夢中になって遊ぶ娘との時間は、なぜか楽しいものになっていました。

専門の病院を受診することで、必ず治る時がくることを保障されていると思うようになりました。これまで、どれほど娘の身体を心配し、悩んできたことか。つらかった気持ちがうそのように軽くなるのを感じていました。

「悲観してもしかたがない、睡眠のリズムを整えていくのは娘自身だ。生命が脅かされているわけでもない。生きていてくれさえすれば、それでいいではないか。そして、娘が起きて活動できる時間は、できる限り娘が幸せを感じられるように使ってほしい。好きなこと、やりたいことをしないで、生きていると言えるだろうか。長い人生のなかで、十代は楽しいはずの時間だ、娘が思うように生きてほしい」と私は考えるようになっていきました。

四か月後から、毎朝の体温も記録するように言われ、耳ですぐに測れる高価な体温計を買いました。几帳面な娘は、指示通りに睡眠表もきちんと記録していました。受診の度に提出すると、なかなか治療の効果がみられないのか、よくなっているとも悪くなっているとも、医者は言いませんでした。娘も私も、そう簡単にいかない覚悟も次第にできていましたので、あせらず医者の指示に従うことにしていました。これが結局十一か月間続きました。

通院が一年も過ぎたころ、娘は左手首に「アクチグラフ」を付けて、二十四時間の活動状況を調べることになりました。入浴時以外はずっと付けているように指示されました。そして二週間後にメラトニンが処方されました。睡眠表とアクチグラフを持って月、二回通院しました。

薬の効果でしょうか、朝起きられる日が多くなって、通院が二年になるころに、九か月間付けていたアクチグラフを返却しました。それから約半年間メラトニンを飲み続けました。

## ●●●● 睡眠障害をかかえながらの学校生活

本格的な睡眠治療にとりかかろうとする、中学三年生六月の夜のことです。娘は私に言いました。

「来年の三月まで休学したい」

三年生一学期の勉強の遅れを気にしていたのかもしれません。

いえ、それ以上に治療には長い時間がかかること、二学期、三学期もこれまでのように遅刻や欠席をすることになるだろうと、先のことがわかってきたのでしょう。きちんと病気を治して、もう大丈夫と自信をつけて、朝から登校できることを望んだからかもしれません。中途半端やいいかげんなことは嫌いな性格です。欠席が多い、遅刻して午後から授業中の教室に入っていく、勉強も理解できるはずがない、友だちとの話題にもついていけないかもしれない、そんな自分を受け入れられないと感じたのではないかと、私は思いました。

　自分が納得できるようにやれないのなら、最初からやらない。やりたいことに対しては全力でつっ走ってしまう。その結果、無理をして身体をこわしてしまったというのが、今の娘だと私は理解していました。

　一学期の終業式の午後、これから夏休みを迎える桜蔭生たちが、坂を下ってくるのとは反対に、暑い最中を私と娘は学校に向かって坂を登りました。娘は一気に登っていきますが、私は途中で何度も息を整えながら、汗を拭き拭き娘を追いました。

　担任の先生と学年主任に娘の睡眠障害のこと、治療に専念したいこと、そして残りの中学三年生を休学したいことなどを話しました。

　すると二人の先生のお話はこうでした。

「まだ、一学期が終わったばかりです。勉強の遅れは一学期分だから夏休み中に取り戻せばいいことです。二学期にはよくなってくるかもしれないから、やれるだけやってみましょう。今、休学を決める時ではありませんよ」

　言われてみれば、そうかもしれないのです。

　今、休学してしまったら、来年もう一度中学三年生をやり直すことになってしまいます。今の二年生たちと一緒に――。

それに来年になれば治るという確証があるわけでもありません。結論を急ぐことはないのですから、やれるだけやってみて、来年の三月の状況で決めてもいいのではないかと娘も私も納得して、休学届けは取り下げました。

夏休みは学校が休みですから、早く起きる必要もありません。けれども乱れてしまった睡眠のリズムを元に戻さなければいけません。早起きしたくなるような、楽しいことを作れば喜んで起きられるかもしれない。私はそう思って娘が好きそうなことをいろいろ考えて誘いました。『エヴァンゲリオン』や『もののけ姫』の映画、七夕まつりやアニメのイベント、美術館巡り、近くの公園までの散歩、バドミントンなどなど。

また、週に二回は十二時から午後三時まで近くの個別指導塾に通いました。午前中に起きて遅い朝食をとって、十一時半には出かけます。数学だけは遅れを取り戻したいと思っていたようです。中学三年生とはいえ、学校の授業内容はすでに高校の内容になっていました。学校から出ていた数学の課題は塾で教わっていたようです。娘なりにがんばっていたと思います。いろいろと工夫してみましたが、予定がなければ夕方までベッドから出られない日もありました。

桜蔭中学三年生には、夏休みに中学校の卒論ともいえる「自由研究」が課せられていました。テーマは自由ですが、レポート用紙三十枚以上という分量が求められています。

しかもこの自由研究は、将来の仕事にもつながっていく重要な意味のある課題とされています。一学期に体調がよくなかった娘にとっては、この自由研究についても考える余裕がなかったことでしょう。「どうしたものか」と私も放っておくわけにいかず、何か形にしなければと娘と一緒に考えました。娘が今最も好きなもの、幼いころから好きだったアニメーションのなかでも、特にロボットアニメ。これしかありませんでした。自由研究のタイトルは『ロボットアニメの世界』と決まりましたが、ただ好きだというだけでは、レポート用紙の三十枚は書けません。参考資料を集めたり、下書きを手伝ったりして八月三十一日午後九時に娘は書き上げました。内容は覚えていませんが、娘が最も力を注いだ表紙の『エヴァンゲリオン初号機』の色鮮やかな美しい絵は、今でも忘れられません。

二学期は毎日のように遅刻しながら、早ければ二時間めから、遅いと六時間めからでも登校しました。昼間の電車に一日でその学校の生徒だとわかる制服を着て乗っている娘は、どんな表情をしていたのでしょか。そしてどんな気持ちで教室へ入っていったのでしょうか。

「くじけないで」と心でエールを送る日々でしたが、強い娘だと我ながら思っていました。

体育大会では練習不足にもかかわらず、祖母が五十五年前、中学三年生の時に踊った『マズルカ』を披露しました。私は涙で娘の姿がゆれていました。

三学期は欠席する日がいくらか増えましたが、相変わらず遅刻しながらも登校を続けました。かなりがんばっていたのだと思います。学年末の保護者会で「全員高校に入学できます」と学年主任から話がありました。「全員」という言葉に、私は心から安堵して、うれしくて涙が出そうになりました。あの時、休学させなくて本当によかった、よくがんばったと、一刻も早くこのことを娘に知らせて、喜びを分かち合いたいと思いました。二百五十人の母親のなかでこんな思いをしていたのは、私だけだったにちがいありません。

三月二十四日、朝から卒業式に出席することができました。

「桜蔭中学卒業おめでとう」

義務教育は終わりました。私の心には嵐が吹き荒れた三年間でした。終わりよければすべてよし。娘を支えてくれた先生方、お友だちに感謝の気持ちでいっぱいでした。

# 第2章 睡眠障害の娘に寄りそって

## 桜蔭高校へ進学

一九九八年四月九日、桜蔭高校の入学式は、娘に幸いなことに、午後一時からでした。中学校の卒業式からわずか二週間、個別指導塾に通う以外には、図書館へ行ったり、体育館でバドミントンをしたり、桜祭りで絵を描いたりして過ごしました。けれども朝は相変わらずで、活動するのは午後になってからでした。これから三年間通えるかどうかということなど、私の頭にはありませんでした。明日の朝遅刻しないように起きて登校できるだろうか、高校生活がスタートする第一日めのことが心配でたまりませんでした。娘も言葉にはしませんでしたが、表情はけっして明るくはありません。担任は中学三年生の時と同じです。娘のことをよくわかってくださっている先生でよかったと、娘は安堵したと思います。

高校に入学したとはいっても、中高一貫教育ですから、私には四年めが始まったという感覚が強かったと思います。学校よりも娘の健康を取り戻すことが何より先決です。けっして娘に無理をしてほしくないと願っていました。

「神田川に桜散る。春が流れていく」

入学式の帰り道、そう私は感じました。

四月十日、娘は十六歳になりました。

日曜日をはさんで六日間、娘はがんばりました。けれども、それからは欠席が続き、一学期に登校できた日はわずか十二日。そのうち、朝から出席したのは、体育大会予行の日と体育大会当日の二日間だけ。残りの十日は遅刻です。

睡眠障害の影響でしょうか。娘にとってもっと大変なことがおこりました。小学校を卒業するころにはほとんど治っていたアトピー性皮フ炎が、十六歳のこの「木の芽」時期に、突然また顔を出し、娘を苦しめ始めたのです。アトピー性皮フ炎は心理的なストレスとも大きく関係しているようです。ベッドに入っても、とにかくかゆくて眠れない、身の置き場がないほどつらいと、結局かいてかきむしって、かゆいのが収まらないと眠りにつくことができません。そんなつらくて眠れない夜が続いていたようです。

何日もたって、かきこわして痛いと言い出したころ、やっと娘の全身症状に気がつきました。体育大会予行の日も、バスを降りてグランドまで歩くのが痛くてとても大変だったと帰宅してから言いました。体育大会当日は、日差しもきつかったのでテントの中に入れてもらったようです。

アトピー性皮フ炎が悪化していたので、睡眠のリズムを整えることはとてもできなくなっていました。これまでよりももっとリズムが乱れてしまって、昼夜が逆転していました。かゆみや痛みのためようやく眠りにつくのは明け方、東の空が白んでくるころでした。やっと眠りに落ちて寝息を立てている娘を、朝が来たからと言って、たたき起こすことなど、私にはとうていできませんでした。「やっと眠れたのね、よくおやすみ」と声をかけて、部屋のカーテンだけ開けて、そのまま自然に目が覚めるまで寝かせておきました。だんだん私の頭の中からは学校に行かせることが消えていっていました。穏やかに眠っている顔は幼い時のままです。あまりにも静かに眠っている時には、心配になってちゃんと息をしているかしらと顔を近づけてみることもありました。生きていてくれさえすればそれでいい、そう思いはするものの、眠っている娘の横で「どうして」と涙にくれる日が続きました。

## ●●●● アトピー性皮フ炎の治療

とにかくすぐに病院に連れて行かなくてはと思うのですが、ここまで悪化すると、娘も受診することさえいやがります。しかも日中、病院で診てもらえる時間には起き上がることができません。私は途方にくれていました。アトピー性皮フ炎に効くというお灸や薬湯を使ったりしてみましたが、悪くはなりませんが、よくもなりません。小学生のころから診てもらっていた近所の皮フ科では心もとない気がしたのと、十六歳の娘ですから、女医さんの方がよいのではと、私は勝手に思っていました。

そんな時、娘が身体の異変を訴えてきました。

「あごのところにぐりぐりができてて、気になってる」

「どれどれ」

さわってみると確かにはれているのがわかります。

「うん、はれているね。何かよくないものかもしれないから、病院で診てもらおうよ」

私は娘が自分から病院へ行ってみようとするチャンスだと思いました。

娘の睡眠障害やアトピー性皮フ炎のことは、医療現場で仕事をしている私の妹にいつも相談していました。娘も私の妹には信頼をよせています。「あごのぐりぐりのこと」「なんとか大きな総合病院でアトピー性皮フ炎も治療させたいこと」「できれば女医さんに診てもらいたいこと」などを電話で話しました。妹は少し調べてから、都内にある大学病院の受診を勧めてくれました。

受診すると決めた日は、さすがに娘も朝のうちにがんばって起きました。診察を終えてから学校にも行けるようにと制服を着て、大学病院へ向かいました。六月中旬、雨が降っていました。

紹介状がないので、総合受付であごのぐりぐりの症状と、身体のあちこちがかゆくてかきこわして痛いことを話すと、皮フ科を受診するように言われました。古くて暗い建物の三階が皮フ科でした。

「リンパ腺がはれていますね」

あごのぐりぐりの診察はそれだけでした。医師が診てくれたのは、全身に広がったアトピー性皮フ炎。診察台の上でタオルにくるまった十六歳の娘は、五、六人のインターンの医師たちにとり囲まれていました。大学病院なのですから仕方がありません。

「写真を撮らせて下さい」

医学の勉強に娘がお役に立てるのだったらと、娘も私も同意しました。娘の患部は何枚も写真に撮られました。そして処置室では、娘の全身に薬が塗られました。娘はうつむいてじっとしていました。私は涙をこぼすまいと精いっぱい気を張っていました。母親にとって、我が子の病ほどつらいものはありません。

血液検査の結果をもらって、午後からアトピー外来の先生に呼ばれました。

「通院ではむずかしいかもしれませんね、入院して治療する必要がありますね」

やはり、かなりの重症だったのです。こんなになるまで受診させなかったことを悔やみました。もう家にいて通院で治せるような状態ではないのです。そんなにひどくなっていたのです。けれども今日、こうして受診できて本当によかったと思いました。入院して治療すれば、よくなるのですから、そのチャンスができたのです。入院して治療することになれば、規則正しい入院生活を強いられ、睡眠のリズムも整えられるのではないかと、私は密かに期待していたのです。

ところが、娘は私に泣きすがってきました。

「入院はイヤ、絶対イヤ！」

まさかこんなことになるとは、娘も思ってもみなかったのでしょう。制服を着た高校生の娘は、周りの人たちの目もはばからないで、幼子のように泣きました。

けれども残念なことに、今はベッドが空いていなくてすぐに入院することはできませんでした。

「ベッドが空き次第、ご連絡いたしますので、入院の手続きだけはしておいて下さい」

私たちは、迷路のように入り組んだ通路を通って入院受付窓口へ向かいました。娘はまだ、「入院なんていやだからね」と言い続けています。

規則正しく食事もとれずにいた娘は体重も落ちていました。十分な睡眠もとれていないし、眠りの質も悪いのでしょう。顔色も悪く、肌の状態もよくありません。ぱっちりとしていた眼も小さく細くなっています。色白でぽっちゃりとしていたかわいかった幼いころの娘ではありませんでした。睡眠障害は、思春期の大切な成長の時期に、娘の身体にはあまりにも大きな影響を及ぼしていました。

ひとかかえもあるたくさんの塗り薬をもらって、五日後のアトピー外来の再診予約を入れて、病院を出たのは夕方五時近くになっていました。もう学校の授業も終わっています。長かった一日に疲れて、重い足どりで帰宅しました。幸い雨はやんでいました。その夜は薬が効いて、よく眠れたのかもしれません。翌日の土曜日、学校は欠席しましたが、午後からは塾へ行きました。

日曜日、驚いたことに、午前中に自分から起きてきて、約束していたのでしょう、友だちと高田馬場まで遊びに出かけました。一昨日までのことがうそのように元気です。

学校には行けないのに遊びには行けるんだと、私は少しムッとしました。けれどもそれを口にすることはせず、お友だちも一緒ならば何かあっても安心だし、自分の身体の具合は娘自身が一番よくわかっているはずだからと、娘を見送りました。

やらなければならないこと、つまり『学校へ行くこと』は無理にはやらない、『好きなこと、友だちと遊ぶこと』は無理をしてでもやる――娘の考えていることはこういうことだと私は思いました。「まあいいか、身体が思うようにいかず、つらい思いをしているのだから、せめて起きて活動できる時ぐらいは、やりたいようにさせても」と納得するようになっていました。うれしそうに出かけていく娘から、楽しみを奪うことはできません。

翌月曜日、火曜日とやはり学校は欠席しました。水曜日、午後は大学病院のアトピー外来を再診する予定になっています。四時間めの授業だけ受けた娘を、私は学校まで迎えに行きました。担任の先生とも話をしておきたかったからです。

奇跡的なことが起こりました。処方された薬が効いていました。五日間指示通り塗ったステロイド剤の威力です。

「ずいぶんよくなっていますね。これなら通院で大丈夫でしょう」

五日間のうちに、入院の手続き書類も準備して、ベッドが空くのを待つだけになっていた私は、なんだか拍子抜けしてしまいました。

娘が喜んだのはもちろんのことです。入院はなんとしても避けたいと強く思った娘の力でしょうか？　何はともあれ、娘が自分の力で治そうする意欲を信じたいと、この時は思いました。娘の健康は娘自身で取り戻すしかないのですから。

そして夏休みに入り、通院が最重要課題でした。睡眠障害の専門クリニックと大学病院のアトピー外来にほぼ二週間おきに通院しなければなりません。同じ日に両方受診することはできないので、一週間に一日はどちらかへ通院することになります。大学病院のアトピー外来は水曜日の午後と決まっていて、受診後次回、二週間後の予約がその場で取れました。ていねいに診てくださる女医さんを娘も信頼し、薬の使い方も指示された通りに自分で塗っていました。かゆみをおさえる飲み薬も処方されていました。もっとも、十が八ぐらいにしかかゆみは軽減されないとぼやいてはいましたが――。

睡眠障害の専門クリニックは、一か月前から電話で予約を入れることになっていましたが、なかなかつながらないこともあり、前月の十日の朝、九時に受付が開始される前から、入口に並ぶこともありました。夏休みともなれば、診てもらいたい人はとても多く、朝九時に並んでも、予約をとる順番が五十番めということもありました。このころはビタミンB12を処方されていて、診察では記録した睡眠表を提出して二週間の様子を話すだけでした。当日は予約時間があるにもかかわらず二時間も待たされてほんの十数分ほどで診察が終わりました。

## ●●●● 桜蔭高校を続けられるだろうか?

入院騒動があったころに、私はもう一学期でさえ娘は登校できないと覚悟していました。一学年を終えるのはとうてい無理なことで、病気をかかえながらも高校生活を続けられる方法を考えなくてはと、思い始めていました。

人は本当に困っている時、救いの手を差しのべてくれる誰かに出会うものです。子育て支援活動を通して知りあった人から、都立新宿山吹高校のことを聞きました。息子さんがその高校の通信制の生徒でした。そうです。学校に毎日通うことが無理ならば、通信制で学ぶ方法があるのです。さっそく、学校案内を見せてもらいました。この高校は定時制高校です。朝起きられなくても、午後から、いえ夕方からでも授業があります。これなら通学できるかもしれません。しかも始発の三鷹駅から地下鉄で二十五分、座って行けます。通院している大学病院も学校から近いのです。

娘はどう思うでしょう。自ら希望して入った桜蔭高校です。やめて定時制高校に行くと言うでしょうか。一学期が終わるころ私は思いきって、娘に新宿山吹高校のことを話しました。いろんな事情で学校へ行けない中高生の進路に関する本も、さりげなくリビングに置いておきました。夏休みの間にゆっくりと娘自身が考えてくれればいいと思っていました。

もし、娘が桜蔭高校をやめて、来年新宿山吹高校へ進みたいと決めたとしても、今なら受験に十分に準備できると私は思いました。桜蔭中学では、一学年と二学年の二年間で、中学三年間の授業内容をすでに勉強していました。これは娘にとって幸いなことでした。個別指導塾で教わっていた高校二年の数学をやめて、中学校三年分の英数国の内容を復習すれば、来年二月の受験に間に合います。

夏休み中は楽しいこともいろいろあって、アニメのイベントや映画に友だちと出かけていました。私もようやく気持ちが落ち着いて、自分のことに集中できるようになりました。娘が中学二年生の夏ごろから、私は地域の子育て支援活動を始めていました。保育の勉強を始めた私は、一年後の夏には東京都の保母資格試験を受けました。結果は八科目中三科目しか合格できなかったので、今夏は残りの五科目に挑戦していました。七月末の筆記試験後、八月末の実技試験に向けて、あわててピアノの練習に励むことになりました。娘からピアノを教わり、娘がこれほど頼りになったことはありませんでした。

そしてもう一つ、娘の成長をうれしく思ったことがありました。『椎名誠あやしい探検隊やまがた林間学校』に三泊四日、二人で参加しました。自然の中で思いっきり遊び、新庄の祭りばやしを手とり足とり熱心に教えてくれた、心暖かい地元の人たちと一緒に歌ったり踊ったりして、娘の陽気な姿を久しぶりに見た気がしました。

夏休みが終わるころには、娘は高校を転校することを決めました。表情もぐっと明るくなりました。

## ●●●● 転校を決意

九月に入り、来年から都立新宿山吹高校へ移りたいと思っていることを担任の先生に話しました。これからの二学期、三学期で一年生の単位がいくらかでも取れれば、次の高校へ取得済の単位として持っていくことができるかもしれないと考え、学年末までは在籍することになりました。体調は相変わらずでしたが、娘もできるかぎりは学校へ行きたいと思っていたようです。

けれども、やはり、娘の気持ちも強くはありません。遊びに出かけたり、家で好きなことをして過ごすことはできても、学校へは足が向きません。午後からの授業だけに出席できたのがわずか二十日ほどでした。行楽シーズンの秋に、家に閉じこもってばかりいられないと、私は九州の実家に娘と出かけました。娘を心配していた母も喜んでいました。さらに紅葉のころ、群馬の妙義山へスケッチ旅行にも連れ出しました。自然の力は本当に大きいものです。エネルギーをたくさんもらいました。そして絵を描くことが、これほど心を解放してくれるものだということに私は初めて気がつきました。

十二月初め、大学病院を受診する前に新宿山吹高校へ向かいました。最寄の駅から歩いて十分ほどです。初めて見る校舎はまだ新しく近代的な建物です。水曜日だというのに校舎内は学生も少なく、静かです。応対してくださった先生は、新しい入試要項とともに卒業生の進路状況までていねいに説明してくださいました。

現在、私立高校一年生に在籍しているけれど体調を崩して続けられないので、この学校に入学したいと思っていることを話しました。先生の説明によると、桜蔭高校の一年生で取得できている単位がないので、来年通常の受験をすることになるそうです。結局同級生より一年遅れてしまうというわけです。けれども卒業に必要な単位を三年間で取ってしまえば、大学受験をすることができます。世の中には一年浪人して大学に進む人はたくさんいます。そう考えると、ここで一年遅れたとしてもたいしたことではないと、これからはすべてうまくいくような気がしました。そして私は、あさはかにも「定時制高校からでも東大へ進学してもいいんだよ」と娘に言ってしまいました。元気になってくれさえすればいいと思っていたはずなのに現金なものです。

その年の暮れ、娘はそれまで後ろに、一つ結びをしていた長い髪を切りました。桜蔭高校への未練を絶ち切ってくれたものだと私は思いました。少し幼な顔になった娘を見て、私も過去は振り向かず、新しい年の始まりが明るいものであることをただ祈るばかりでした。

年明け早々、九州の両親から、太宰府天満宮の合格祈願御守が送られてきました。学校に行けなくなったころ、九州の学校に転校させてはどうかとまで言っていた父でしたが、娘が自分で決めた再挑戦を喜んでくれました。

三学期が始まる一九九九年一月八日、クラスの友だち、校長先生やお世話になった各教科の先生方にあいさつをして、娘は桜蔭高校を退学しました。娘にかかえきれないほどの紅いバラとピンクのストックの大きな花束が渡されました。

「ありがとうございました。大変お世話になりました」

思いがけないことに私と娘は一瞬、目を見合わせました。

私も娘も振り返ることなく、もう前にしか向いていませんでした。

## ●●●● 都立新宿山吹高校を受験

二月の下旬、都立高校の入学試験の翌日、新聞に載った試験の解答を見て、娘は喜んでいました。

「国語と数学は満点、英語は九十五点だ。楽勝だね！」

そして三月一日、東京都立新宿山吹高校普通科Ⅰ部に合格しました。受験番号を見つける瞬間はやはりうれしいものです。大丈夫とは思っていても、ほっとしました。

「朝起きるのはむずかしいのだから、十時すぎから始まるⅡ部にした方がいいんじゃないの」

私は娘をずいぶん説得しましたが、結局桜蔭と変わらない朝八時半から始業のⅠ部を受験しました。やっていけると思ったのでしょう。やってみようとする心意気が、その時はビンビンと感じられました。表情はぐっと明るくなっていましたし、何より気力は大切です。

新宿山吹高校は、自分で管理して単位を取らなければなりません。この方法は大学とほぼ同じです。必修科目ももちろんありますが、科目は自分で選択しなければなりません。おしきせではなく、自分でできるのです。任せられるのです。娘にとってこれほどうれしいことはないと思いました。自分が学びたいように学ぶことができるのです。体調と折り合いをつけながら、自分でちゃんとやっていけるでしょう。「そう育てたはずだ」と自分に言いきかせていました。眠り続けていた日々、「この先いったいどうなるのだろう」と泣いたことはもう忘れていました。この学校にめぐりあえたことで、娘の体調もよくなり、もうあのころのような『ねむりひめ』には戻らないような気がしていました。いえ、心からそう願っていました。

一九九九年四月九日、入学式。翌十日、娘は十七歳になりました。学業に専念して、体調さえよくなれば三年後には高校を卒業してくれるものだとばかり、この時は思っていました。たとえ、快復がゆっくりになってしまっても、単位が取れるまで高校に在籍できるという安心感が、何より私の気持ちを楽にしてくれていました。

ここは健康上の理由や身体的障害、中学校の不登校、経済的理由、ほかの活動をしながら学びたいなど、さまざまな事情をかかえていても学ぶことができる高校です。後日知ったことですが、この学校には通信制で学ぶ若い学生のための保育室もあります。小さな子どもを預けて学ぶことができるのです。なんと、現代の社会事情にあったすばらしい学校なのだろうと感激しました。東京にこの学校があること、しかも通学できる距離のところにあること、何より娘がこの学校で学べることがありがたく、感謝の気持ちでいっぱいでした。

こうして娘は桜の道から山吹の道へと進路を変えました。

## ●●●● 心も身体も軽やかに新しい高校へ

新宿山吹高校は制服もない、校則も法律に反しなければオーケー、チャイムも鳴らない、なんとも静かで自由な、小規模の大学のようなところです。自由であることは自己管理をしなければなりません。

「大丈夫、ちゃんと主体的に自分でやっていけるよ！」

娘は自信ありげに言うので、私は安心していました。体調に合わせて無理はしないだろう、病院もきちんと一人で受診できるし、授業の出欠も自分で管理していけるでしょう。できれば三年で卒業してほしいけれども、万が一、体調が思わしくなくても、六年間は在籍できるし、もう私が娘にしてやれることは今度こそ、お弁当作りだけになってしまったと思いました。通学時間が短くなったので、娘も身体的負担がずいぶん軽くなりました。服装も自由ですから、身体も気持ちも楽になったように思われました。

「何着ていこうかな？」

朝の悩みが始まったけれど、おしゃれは楽しみでもあります。

桜蔭高校の時は、頻繁に洗濯のできなかった制服を気にしていたので、毎日洗濯できる私服で通学できるのは、娘にとって何よりでした。アトピー性皮フ炎があるので、服の素材や着心地には特に敏感です。制服を脱いでしまったら、同じ高校生なのに、まったく違って見えました。見た目が明るくなると、表情も明るくなります。新しい学校も気に入って、体調もよくなっているように思われました。本来の娘の姿にもどっていくようで、本当によかったとうれしくなりました。十七歳の女子高生がどんな思春期を過ごし、どのように成長していくのか、だまって見守っているしかできません。

「私の娘だもの大丈夫。つらいことも乗り越えてきたのだから、あなたにはできると信じているよ」

私は精いっぱいのエールを送り続けようと思いました。

入学して間もないころは娘も、もちろん病気とつきあいながら、できれば三年で卒業したいと思っていたに違いありません。勉強もけっして嫌いではないし、知的好奇心も旺盛です。けれども、最低限のところで単位がとれればいいかなと甘えた気持ちもあったでしょう。何より小さいころから、ほかの人と成績を競うことがまったくない娘です。学業に使うエネルギーは必要最少限にして、自分が好きなこと、やりたいことにエネルギーが向く傾向にあります。そちらへ向かいすぎると、身体がもたなくなります。欠時が多くなれば、単位もとれなくなります。結果、高校生活は三年どころか在籍限度の六年丸々かかってしまうことになったのです。

高校卒業に六年もかかりましたが、娘にとっては、自分のやりたいことをじっくり考えながらやってみて、これからの自分の進みたい道をさぐる、とても大切な時間だったと思います。卒業後、次はどこで、何を学びたいかが、明確になっていました。高校時代にこれが見つけられたことは、それだけで十分なことだったと、今は思うことができます。

娘は幼い時から、自分はどうしたいか、ほしいかほしくないか、はっきりした子どもでした。自分で納得がいかないと、前へ進むことができない子どもでもありました。数学の公式は丸暗記ができません。どうしてそうなるか納得しないと覚えられないのです。また、英語のスペルを覚えることは大の苦手です。たとえ親が、この学校へ行きなさいとか、家業を継いでほしい、世間体のよい学校や仕事、就職先を望んだとしても、娘が素直に従うことなど考えられないのです。

とにかく、娘が思うようにできる学校に入ったのだから、自由にやらせてみようと、簡単に言えば放っておいたのかもしれません。当時私の側にも、娘のことばかりにかかわっていられない事情が次々に起こっていました。

## ●●●● 娘を信じたい母の心情

一年めの夏ごろから、好きなグループのライブや公開録画に出かけることが多くなってきました。夕方から、池袋、新宿、渋谷のライブに出かけると、帰宅は遅いと十一時近くになることもしばしばありました。ライブだけではすまず、終演後友だちと食事をして帰ることもあります。娘の行き先はわかっていても、帰りが遅いのは気が気ではありません。

「遅かったのね」

私は心配していたことを悟られないように平静を装って話しました。

「よかったあ！　楽しかった」

娘の元気な顔を見ると、つい言いそびれたこともありました。友だちと一緒なら少し安心でしたが、娘が一人の時もあります。そんな時は、「私も行きたい」と言って一緒に行きました。私のライブハウスデビューは娘とでした。どんな友だちと一緒なのだろうと興味もあり、仲間に入れてもらうようにもなってきました。娘の外での一面を見るよい機会でもありました。一人娘ですが、なかなか人づきあいも上手で、みんなに仲よくしてもらっている様子で安心しました。

二年めに入った十八歳のころからは聴くだけでなく、自分でも音楽を始めました。夕方から夜遅くまでバンドの練習、そしてライブハウス通いです。元気に活動している時間帯が、どうしても一日の後半になってしまいます。眠るべき時間に十分な睡眠がとれていないと、自律神経の調子が乱れてしまいます。するとアトピー性皮フ炎も悪化します。秋になり、埼玉県まで週一回、整体治療にも通いましたが、なかなか睡眠の乱れは改善されませんでした。欠時数が多くなって、後期どんなにがんばって出席しても単位が取れないとわかると、あきらめてしまって後期の授業は受けなかったようです。単位の取れそうな授業だけを受けに、時々学校へ行きました。

夕方からシンセサイザーの練習、ライブハウスには熱心に出かけます。体調が悪いのか、間に合うように起きればいいと思っているのか、朝から起きることは少なくなりました。私はこんな娘の生活がけっして健全なものとは思っていませんでした。けれども好きな音楽に夢中になっている娘は幸せそうにしていましたので、止めることはしませんでした。それには二つの理由があります。一つは、やりたいことをやらせないでがまんさせると体調が悪くなるのではないかと思っていたこと。もう一つは、これまで体調が悪くてやりたいこともできないつらい思いをしてきたのだから、元気な時間は何も苦行をすることはない、やって幸せと感じることをやらせたいと思っていました。

やりたいことばかりをやっていいわけではありません。学業に励み、高校を卒業しなければなりません。しかし娘は自分の欲求を優先させ、学業はギリギリのところでクリアしようとしましたが、その結果、体調は崩れてしまいました。

二年めが終わって、三年めが始まるまでの春休みの二か月は、わりと自由に使える時間です。昼間はできるだけ起きて活動できるようにと、私は娘に自動車教習所へ通うことを提案しました。順調に四月には免許がとれました。冬至を過ぎた年明けからの冬は比較的朝起きるのが楽になるようです。短期間であればいつになく娘もがんばれたようです。何より大きな自信となったと思います。

三年めに入った四月からは、近くのファストフード店でアルバイトも始め、やりたいことは自分でさっさと決めてくる娘が頼もしくもありました。毎月おこづかいを渡してはいましたが、ライブや遊ぶことにはお金が必要です。学業にさわらない程度ならと容認していました。春から初夏にかけては、苦手な季節にもかかわらず、ライブハウス通いは多くなるばかり、そのためかアトピー性皮フ炎も悪化してきました。体調が悪くて学校は行かなくても、夜は出かけます。

「いったい何を考えているのか、遊んでばかり」

私は娘の行動が理解できなくなっていました。

秋には突然、娘があらたまって親に話があると言い出しました。

「応援している好きなバンドのスタッフにならないかと誘われているのでやりたい」

働きたいと言うのです。あまりにも思いがけないことに、私は冷静になるのが大変でした。

「学校はどうするの？　まだ高校生だよ」

学校はこのまま続けると言います。この時は気がつきませんでしたが、娘は六年間をフルに使って卒業する計画だったのだと思います。一年でも早くと思っていた私の気持ちとは反対にです。

その夜のうちに私と夫は娘に言いました。

「今、あなたがするべきことは勉強だよ。まだ高校生なのだから、まずは卒業することがあなたの仕事でしょ。働くのはそれからで遅くはないよ。何より身体が一番心配なのだから、やりたいからといって、欲張らないでほしい」

娘も真剣に頼んできたことですから、私たちも冷静に答えました。

親が許さなかったことで娘は二度と、この話を持ち出すことはありませんでした。

私は、元気になったらいくらでも好きなこととしていいと思う反面、やりたいことをやらせた方が、娘は元気になるのかもしれないと考えていて、正直気持ちは揺れていました。

冬至を過ぎて冬の間は体調が比較的よいものですから、夜のライブハウス行きは続いていました。深夜の十二時を回ることもあります。心配だからと持たせた携帯電話が通じないこともよくありました。行き先がわかっても、何かあったのではと、携帯電話が通じないほど不安になることはありません。娘を信じていても、悪い方に悪い方に考えてしまういつもの私の悪いくせが、頭をいっぱいにします。ベッドに入っても娘が帰宅するまで眠れるわけがありません。ようやく門扉の「カチャッ」という音が聞こえると、どんなにか安堵したかわかりません。

「遅かったねえ、カボチャだよ。心配したよ、電話したけど出ないし。身体は大丈夫なの？」

「ライブの途中でなんか電話出られないよ。地下にいたから電話通じなかったんじゃない？こんなに遅くなるつもりはなかったんだけど。ごめんなさい、遅くなってしまった」

時間を忘れるほど充実した楽しい時を過ごしてきて、明るく答えられると、幼い時からそうであったように、私は娘をきつく叱ろうという気持ちが湧いてきませんでした。

「未成年の女の子が、帰宅する時間じゃないよね。元気な女の子ならまだしも、具合が悪くなったんじゃないかと心配してたんだよ。電話に出られない状況もわかったから、これからは、都合のよい時間に必ずあなたから、家に電話を入れてちょうだい。何時ごろ帰るかわかっていれば、安心だから」

その後は、「これから帰る。今、電車乗るところ」の電話を必ずするようになりました。私も携帯電話を持って、娘とメールができるようになると、「カエルコール」は「カエルメール」に変わりました。

## ●●●● 再び専門病院を受診

山吹高校がついに四年めに入り、娘は二十歳になりました。春から初夏は例年通りまた起きられません。夕方からのライブには出かけられますが、学校は思い出したように午後から行くことが時々。夏が終わり九月に入っても、体調はよくならず、やっと起きてくるのは夕方になってから。とにかく眠い眠いと言って、また五年前に逆もどりです。いいえ、睡眠のリズムは大幅にずれてしまっていました。前期が終わるころ、娘は私に話しました。

「音楽はやりたいことじゃなかった。眠くて眠くてたまらない。ライブ中も立って眠っているることがあるんだ。前期の欠時もいっぱいで、後期どうがんばっても単位がとれる科目はいくらもないみたい」

やりたいことも、やるべきことも、どうにも身体がいうことをきかなくなって、エネルギーが切れてしまったようです。正直に訴えられると、責めるわけにはいきません。

「今年も卒業は無理なのね。身体がいうことをきかないんじゃ、あせっても仕方ないよ。もう一年かけて、ゆっくりいけばいいいよ。睡眠障害の専門病院にかかろう。治さないと、やりたいことも、学校も行けないよ」

娘も私も泣いていましたが、できることから始めようと、前だけを見ていました。

山吹高校に入学した年に、地元の児童館で、大川匡子先生の「睡眠生体リズム」講演会が開かれました。私はその時に知った「生体リズム障害がわかる本―さわやかな朝のために」（大川匡子・深田信二・高橋清久著）を後に書店で買い求めました。最後のページに『本書で解説したような睡眠・覚醒リズム障害でお困りの方は、左記へハガキでお問い合わせください』と書いてあったことをずっと覚えていました。

私は千葉県にあるその専門病院へ手紙を出しました。二日後、電話がありました。

「睡眠表を送りますので、一か月の記録がすんだら、送り返してください。それからお電話ください」

「ああ、またすぐにとはいかないんだ」

あせる気持ちを抑えて病院側の指示に従うことにしました。

十一月七日、千葉県にある病院に電話を入れました。受診の希望者はとても多いらしく、予約がとれたのは四か月先の二月末です。

またも長期戦の始まりです。手術や薬でパパッと治る病気ではありません。波もあります。季節にも左右されます。何より睡眠は自分の意志でコントロールできないものらしいのです。娘も私も、娘の眠りにつきあっていくしかないと、このころから覚悟ができたような気がします。

二月二十七日、風が強く寒い日でした。予約は午後二時、初めて行く遠方の病院です。最寄駅からバスを使うため、時間が読めないこともあって、私と娘は家を十時半に出ました。

駅から離れたところにあるせいか病院内は広く、人も少なくてとても静かです。渡り廊下をいくつか通り、ちょっとわかりにくい増設されたような建物の一角が待合室になっていて、子どもの本がいくらか並んでいました。私と娘以外そこには誰もいません。一人の診察にとても時間がかかるのでしょうか、四十分ほど待ちました。娘はくたびれて眠っていたのか、本を読んでいたのか、静かでした。

診てくれたのは女医さんでした。ここ四か月分の睡眠表を持って娘は診察室に入りました。一時間ほどで出てきました。薬が処方され、薬局で受け取り帰宅しました。

その後四月に二回、五月に一回、娘一人で受診しましたが、あまり改善もみられず、遠方で通院が大変だったせいか、いつのまにか行かなくなってしまいました。

## ●●●● 六年間をかけて高校卒業

好きなバンドのライブには、必ず私を誘ってくれました。娘の友だちにまざって「母」も楽しみました。何より若い男の子の音楽は「母」をも熱くしてくれます。ギターやシンセサイザーに向けていたエネルギーは小休止。娘は自ら楽器にふれることがなくなりました。

代わって、熱が入り始めたのは『コスプレ』です。自分のペースでイベントの日に合わせて、衣装の製作に没頭するようになりました。幼いころから漫画、アニメ、ゲームは大好きです。やりたいことのために使える時間はたっぷりあります。自分のイメージした衣装を自分に合わせて作る、しかもできるだけお金をかけずにです。娘のエネルギーの多くがコスプレのために使われていきました。製作に夢中になっている娘にいつのまにか、私も手を貸すようになっていきました。娘に身体は病んでも、心の健康だけは保ってほしいと心から願っていました。娘と一緒に、ああでもない、こうでもないと試行錯誤しながら作ることは私の幸せでもありました。起きて活動できる時間は百パーセント有効に明るく過ごすのが、あたりまえになっていました。

五年めも同じような毎日。病院でメラトニンは処方されていますが、睡眠のリズムはなかなかうまくいきません。がんばって起き上がっても、血圧は相変わらず低空飛行。夕方からは元気が出てきます。ライブに出かけ、土、日はどちらかがコスプレイベント。平日、家にいる時は衣装作り。空いた時間にファストフード店のアルバイト。時々学校。必修科目をこの年も取れず、来年度再履修しなければならないことが、九月には明らかになっていました。来年は六年めですから、もう猶予はありません。

コスプレイベントで着る衣装を当日の朝ギリギリまで作っていることはよくあることです。なんとか間に合わせて、出かけていくのにはあきれるやら、感心するやら、私は複雑な思いで見送っていました。

そして、ついに山吹高校六年め。何としても、今年一年で卒業しなければなりません。情報科の科目、通信制の科目、夕方からの授業と工夫して選択したようです。夕方からの授業が多くなったので、学校で給食をいただくようにもしました。なんと恵まれているのでしょう。本当にありがたいと思いました。睡眠障害、低血圧、アトピー性皮フ炎があっても、食欲不振はありませんでしたので、私は安心していました。

卒業が視野に入ってくると、次はその後の進路です。コスプレの衣装作りに精を出しているうちに、服飾を一から学びたいと思ったのは自然なことだったと思います。

自分の身体に合った衣装を作るには、製図から学ばなければなりません。納得できるものを作るには技術を身につけなければなりません。豊富な知識も必要です。娘が次に向かう学校は、服飾系の専門学校でした。

夏休みに入ると、都内の専門学校の体験入学、説明会へいくつも足を運びました。都合をつけて、私も同行しました。私が入学するわけでもないのに、学んでいる若い人たちや作品、華やかなファッションの世界を目にすると、わくわくしてきます。娘は細かいところまでよく見て、自分に一番適している学校を選ぼうと真剣でした。九月末、最終的に決めたのは、ドレスメーカー学院でした。

自宅から一時間ほどで通えることも何よりです。山吹高校から推薦入学もできるようです。アパレル技術科（三年課程）に願書を提出しました。

十月二十七日、面接のお知らせがありました。「すんなりとはいかないかもしれない、どう答えればいいか、娘とよく話をしておかなくては」と私は不安になりました。桜蔭高校を中退して、新宿山吹高校に入学したものの、六年も在学しているのは、普通の状況ではないのですから。体調を崩して、長くかかっていることを正直に言うべきだということを頭ではわかっていても、それを理由に、入学できないような事態になってしまうことも考えられます。でもやっぱりうそは言えません。誠実に答えるしかないと娘に言いました。

「毎日通えますか？」

面接で聞かれたそうです。もちろん「通えます」と答えるしかありません。面接は娘にだけ特別にあったわけではなく、ストレートで入学する十八歳よりも年齢が高い人はすべてあったそうです。確認のための面接だったと聞いて、胸をなでおろしました。

「通えます」と答えてからも、体調はあまりよくなく、土日出かけては翌日から終日起きられない日をくり返していました。年が明けて、三月十日、本年度の十三単位が取れて、卒業に必要な八十一単位がギリギリ修得できました。欠時数も満タンだったと思います。ハラハラ、ヒヤヒヤの六年間は娘以上に私の心臓によくありませんでした。

二〇〇五年三月二十三日、定時制課程一五七名卒業式。後方の保護者席で私は、式の間中、涙が止まりませんでした。六年もの長い間、くじけず、よくがんばったと、娘にも私にも本当にうれしい高校卒業でした。両隣のお母さんも目にハンカチを当てていました。かかえていた事情はさまざまだったかもしれませんが、わが子がそれを乗り越えて、りっぱに高校を卒業できたことに胸がいっぱいになっているのは、どのお母さんも同じだったことでしょう。静かな静かな卒業式でした。二十二歳で高校を卒業した娘は、中学校入学の時には想像もできないほど、変わってしまっていました。六年の高校生活で個性豊かな友だちと出会い、好きなことをたくさんやって、アルバイトも経験を積み、自動車の免許も取れ、何といっても受験勉強なしで、進みたい専門学校へ合格できたのですから、娘は十分満足だったと思います。晴れやかな顔をした娘に大人になったなあと、成人式の時には感じなかった喜びで胸がいっぱいになりました。

## ●●●● 専門学校で服飾の道へ

目黒にあるドレスメーカー学院は、歴史ある服飾専門学校です。私の母もドレメ式の洋裁を習い、私の幼いころからミシンを踏んで手作りの服を着せてくれていました。孫娘がドレスメーカー学院で学ぶことを誰よりも喜んでくれたのは母だったにちがいありません。娘はコスプレの衣装を我流で作るにあたって一番行き詰っていたのが製図のようでした。もっとも、娘は「製図」あるいは「パターン」ということばは使わず「設計図」と言っていましたが——。アパレル技術科に進んだのも、パタンナーになりたいという明確な目標があったようです。技術を身につけたい、満足できるものを作りたい、平面(二次元)のものを立体(三次元)にするのがとにかく楽しいのだと、よく言っていました。

入学式の翌日から、運針の練習が始まりました。四月十日二十三歳になった娘は、なんと私が起こすより先に、自分から起きて登校しました。職業用ミシン、ロックミシンが家に届くと、それはうれしそうにしていました。毎日の課題にも楽しんで取り組んでいました。私もそんな娘を見るのがうれしくて、「若くて、これから好きなことを学べるなんて、本当にいいなあ」とうらやましくさえ思っていました。

ところが世の中、そううまくはいきません。どうして日本では始業が春なのでしょう。五月の連休を過ぎたころから、体調を崩し始めました。ほてりとかゆみで、夜眠れないのです。明け方ようやく眠りにつくので、朝起きることはできません。一か月ほどがんばったもののやはり続きません。どうしても出席しなければならない授業は本当につらそうな顔をして家を出ていました。課題が提出期限まで間に合わないとなると、徹夜で作業しています。そのまま眠らずに学校へ行くこともありました。授業中に座って先生の説明を聞いていると眠ってしまうので、がんばって立って聞いていることもあったそうです。大学病院の皮フ科でかゆみ止めや入眠剤をもらっていましたが、あまり効果はありません。一度眠りにつくと、死んだように十時間以上も眠り続けます。昼夜は関係なく、睡眠はめちゃくちゃになっていました。一か月もこんな状態が続いたころには、もう私は娘のことで頭がいっぱいで、どうしたらいいのかわからくなっていました。八年前の桜蔭中学三年生の時よりもひどい状態です。娘は起きても以前のようには活動できません。

## ●●●● 土日のコスプレには出かけるけれど……

六月になって心療内科を受診しました。娘の体調不良が、睡眠リズム障害だけでなく、精神的な病気かもしれないと思ったからです。脳波検査を受けたところ「突発性過眠症」の疑いがあるとわかり、覚醒作用のある薬を朝から十五時までに、就眠作用のある薬を夕方十八時以降に服用するように指示されました。

朝、眠りについて、夜遅く日付が変わるころまで眠り続けます。「明日は学校へ行きたいから」と言って深夜に起きていることがあります。けれども、夜が明けて七時ころになるともう起きてはいられなくなってダウン。また眠ってしまいます。どうしていいのかわからなくなって、病院に電話を入れました。

「寝かせておくしかありません」

そんなこと言われても――。私は何もしてやれない無力な自分へのいらだちと悲しみをぶつけるところがありませんでした。

夜中からずっと起きていて、そのまま朝学校へ行ったある日、十時過ぎに担任の先生から電話がありました。

「イスから立ち上がれず、動けなくなっています。保健室へ連れていこうにも動かせなくて」

「ご迷惑をおかけして申しわけありません。すぐに迎えにまいります」

私はひどくあわてていたのだと思います。動けないでいる娘を私一人で迎えに行って、どうやって連れて帰るつもりだったのだろう。あと先考えずに、私はすぐに家を飛び出しました。

私が教室に着いた時には、娘は上半身を起こすことができるようになっていました。足には力が入らず、すぐに立ち上がることはできませんでした。三十分ほどしてからようやくイスから立ち上がると、「大丈夫、動ける、歩けるよ」と言うので、ゆっくりと教室を出ました。先生にお礼を言うと、一刻も早くその場を離れたい悲しい気持ちでいっぱいでした。

いったい、娘は何の病気なのだろう、イスから立ち上がれないなど、私にはとうてい理解できませんでした。血圧が低くなっていたのでしょうか？　昨夜からずっと起きていたので、眠くなってしまったのでしょうか？

その日は夕方からぐっすり眠ると、深夜起き出しました。そして、そのまま翌日の土曜日朝七時に出かけました。遊びにです。日曜日も川崎へコスプレの撮影会に出かけて、二十三時に帰宅しました。次の週の土、日もまたコスプレイベントに出かけるとバカなことを言いました。月曜日の朝、案の定、起きません。起こしにかかると、朝から泣いてぐずぐず言います。学業にやる気が失せています。夜に一度起きますが、翌朝はまた起きられません。首から上がほてっていてつらそうにしています。水曜日の午後、私は担任の先生と話をしました。面接の時に毎日通えると答えた娘が、わずか二か月ばかりで、欠席続きの状態になっていることを、親としてなんとか弁解したかったのかもしれません。

「来週から出席して、なんとか作品も提出すれば、まだ続けられる見通しがあります」

先生から言われましたが、娘の今の状況から、来週から毎日出席できることなど、とても望めることではありませんでした。私も疲れていて、ひどく落ち込みました。私まで、連日眠れないようになってしまいました。平日学校には行けない、土日のコスプレイベントには朝から勇んで出かけられる娘が理解できなくなっていました。

　すると月曜日、なんと七時に起きて三週間ぶりに学校へ行きました。けれども夏休みまであと三週間、このままよくなってほしいと喜んだのはこの日一日だけでした。火曜日からまた起きられない日が続きました。もう学校は無理だと私は落ち込んで、母に手紙を書きました。少し気持ちが落ち着きました。

## ●●●● 治療法を求めて西へ東へ

　心療内科は、夕方六時まで予約なしでも診てもらうことができましたので、娘の体調に合わせて受診することができました。血圧が低い、だるい、疲れやすい、朝のめざめが悪い、昼間も眠い、無気力で気持ちが落ち込む、肌が乾燥してかゆい、ほてる、手足は冷える、食欲は低下しているのに、体重はなぜかこの春三〜四キロ増加しているという症状から、血液検査で、ホルモンバランスと甲状腺の病気がないか調べてくれました。結果、エストロゲンが少ないこと、甲状腺刺激ホルモン（ＴＳＨ）の血中濃度が高くなっていて、これは、甲状腺ホルモンが必要量を満たしていないということがわかり、甲状腺機能低下症と診断されました。

不足している甲状腺ホルモンは、合成した甲状腺ホルモン剤を毎日一回飲むだけで、補うことができるそうで、薬が処方されました。甲状腺ホルモンは、身体の元気をつかさどるものだったことを私は初めて知りました。不調の原因が思いもよらぬ甲状腺ホルモンにあったこと、それを見つけてもらったことに、感謝しました。

睡眠障害の治療は、以前に受診した千葉県の病院が紹介され、また専門の病院で診てもらうことになりました。すぐに予約の電話を入れましたが、診察してもらえるのは二か月先の八月末でした。

治療の道が見えてくると、娘も気持ちが楽になったのか、明るくなってきました。コスプレの衣装作りも相変わらず熱心にやっています。友だちとコスプレのイベントに出かけることは、娘を支えていた大きな喜びだったのかもしれません。

七月末、娘はたとえ留年することになっても学校には行けるだけ行きたいと思っていたようです。しかし担任の先生からは「就職のことを考えると留年よりも休学をすすめます」と提案がありました。返事は二日後、娘が直接、先生にしたようです。休学せざるを得ないことが、どれほどつらくて、くやしいことであったたか、この時の私は娘の気持ちをあまり考えてやらなかったような気がします。元気になってもう一度やり直せばいいと、楽観視していたように思います。

八月三十一日、二年半ぶりに、私と娘は千葉県にある専門病院へ向かいました。医師の問診は一時間に及び、十歳ぐらいからの娘の状況を整理してくれました。

「十代の娘さんに必要な睡眠時間が十分でなく、ずっとがんばっていたから身体がいうことをきかなくなっています。六月ごろは日が長くなって、このころから毎年起きられなくなることをくり返します。十分な睡眠が必要な三十歳くらいまでは、この状態が続きます。そのことを自分でもよくわかってないといけませんよ」

こう聞いた時、気分はさほど晴れはしませんでしたが、私の力ではどうすることもできないことだと悟ると、嘆き悲しむこともありませんでした。

この日二週間メラトニンを夜十時に服用するように指示されました。次の受診では睡眠表をチェックして、夜九時に服用することに変更されました。三度めの受診からはメラトニンを四週間分出してもらえるようになり、月一回の通院となりました。ところが残念なことに、担当の医師が病院を変わることになり、七か月間お世話になって通院をやめてしまいました。

この七か月間、医師とも相性がよく、治療も順調でした。後期を休学していた娘は週末のコスプレイベントや衣装作りを大いに楽しみ、近所の大型手芸専門店でアルバイトをしたりと、体調もよく過ごしていたので、過信していたのかもしれません。

二〇〇六年四月、復学して一年生のやり直しです。七時に起きてはりきって出かけましたが、二週間もたたないころから、もう身体がいうことをききません。血圧も相変わらず低く、オリエンテーション旅行にも参加できませんでした。今年こそはと課題もがんばってやっている様子でしたが、朝はなかなか元気に起きられず、午後から学校へ行ければよい方でした。さすがに気分も沈みがちで、元気がありません。

アトピー性皮フ炎で通院していた大学病院の神経・精神センターで処方された抗うつ剤も一か月ほど服用してみました。週末の遊ぶ約束だけが娘を支えているように思えました。

九月、担任の先生に二回めの休学届を提出しました。娘は「来春また続けたい、六年かかっても技術を身につけたい、卒業したい」と言いました。私は娘がくやしい思いでいるのがよくわかっていたので、応援していくしかないと気持ちはしっかりとしていました。「卒業できるまで何年かかっても、やらせてあげるから、あきらめないで」とエールを送るしか、私にできることはありませんでした。三十歳までは睡眠が必要なのだから——。

後期からの休学中でも衣装作りは熱心に続いていました。楽しそうに作っている姿や、遊びに出かける姿からは、とても「うつ」とは私には思えません。抗うつ剤は必要なかったのではとも思いました。

体調が悪いのは、何か別の病気では？

そんな時、私が女性週刊誌の記事で知ったのが、「頚性神経筋症候群」です。現れる症状のチェック項目がいくつも娘にあてはまります。病院を調べて、ＭＲＩ、ＣＴ検査、血液検査を受けました。原因不明の長期の体調不良に悩んでいるという人が遠方からも受診していました。

「頚ついのまわりの水が少ない。瞳孔に光をあてても閉じない。この病気の特徴です」

医者からそう説明を受けると、別室に呼ばれ、四国の病院に一か月の入院治療をすすめられました。今は大変混んでいるので空きが出るのは数か月先になるが、とにかく申込みはすぐするようにせかされます。費用もずいぶんかかりそうです。入院治療の内容説明はありません。とりあえず、入院治療を始めるまでは首に低周波をあてるために、毎日通うように言われました。

治療すれば完治すると聞いて、娘はそれから四か月のうちに三十回、この病院に通いました。首や肩のコリが楽になるのか、苦痛ではなかったようです。私も娘が昼間に起きて病院まで出かけることは、身体にもよいことだと思っていました。けれど、この病院の治療法をインターネットで調べていた娘も、私もそれ以上この病院に気持ちは向きませんでした。

あれこれ調べている時に、山梨県にある整体療法を知りました。十二月初め電車を乗りつぎ、最寄り駅からはタクシーを使って行ってみました。独学で習得したという療法で娘を整体してくれました。治療前と治療後の娘の写真を示されると、私にもぐっと表情が明るくなって目の輝きが違って見えました。

「一、二年で五回通えば治ります。内向型の意識障害だね。ちなみにお母さんは明朗型の自律神経失調症」

聞きもしないことを言われました。五回めの治療を最後に「もう来なくてよい」と言われたそうで、それっきりになりました。

## ●●●● 娘が頼もしく見える時

二〇〇七年四月、三度めの一年生に挑戦。体調はよくありませんでした。体重も四十キロを切っていました。神戸へのオリエンテーション旅行には参加できましたが、学校へはほとんど行けません。今年度の復学は無理だったかもしれないと、少し後悔しました。六月初めには欠時数がすでにオーバーしていて行く気になれないと弱音をはいていました。

「身体がいうことをきかないのだから、仕方がないじゃないの」

娘の気持ちを落ち着かせるのが精いっぱいでした。前期が終わるのを待たずに三年めも後期を休学するのは目に見えていました。

体調が悪いのに加え、娘は精神的にも追いつめられていました。姑の認知症の症状が激しくなっていて、大声で暴言を吐いて、攻撃的になっていました。時間も場所も、人もわからなくなり、まったく目が離せない状況になっていました。もう私の手には負えないと音を上げたいのですが、そう思う時間さえないほど振り回されていました。ひと騒動あった後、娘は言いました。

「おばあちゃんが急に何をするのかわからない恐怖で安まらない。どこかへおいてきてしまいたくなるよ。そんなことを思う自分がとてもいやなんだ」

私は目の前のことに手いっぱいで、娘の気持ちにまったく気がついていませんでした。私よりもずっと繊細で感受性の強い娘が自分を責めているのが、私にはショックでした。在宅介護はもう限界だ、施設に入れたい、そして娘を安心させたいと、この時、強く思いました。夏には姑の症状はますます悪化して、深夜、早朝おかまいなしに玄関から出て行こうとしたり、排せつの後始末も毎回大変なことになっていました。掃除をしながら、私も涙が出てきます。

「どうしちゃったのかしら？誰が汚したのかしら？」

とぼけたように言われると、私もイラッとします。

「このトイレはあなたしか使いません」

私の声を聞きつけて、夫と娘が階段を下りてきました。

その夜、疲れているのに眠れもせず、私は娘と話をしました。

「母さんが私をおいて、出て行くんじゃないかと思うと不安でたまらない」

娘は泣き出しました。

「父さんは、自分の母親なのに、いったい何を考えているのかわからない。こんな家にいるのはいやだ。家を出たい。でも母さんを残して出られない」

そして苦しい胸の内を言葉にしました。

姑の介護で精いっぱいの私に代わって、二階の掃除や洗濯はいつのころからか、娘が自らやってくれていました。自分ができることをと考えて、私を助けてくれていたのでしょう。それに気づく余裕さえないほど私は疲労困ぱいしていました。私は姑の介護にこれ以上、娘を巻き込みたくないと思いました。

「私は介護を投げ出して家を出て行ったりしないから安心してほしい。私はそんなに弱くないよ」

体調も悪いうえに、よけいな心痛までさせてしまっていたことに母親として申しわけなかったと詫びました。

後期、休学して家にいる日が多くなると、家のことはもっとやってくれるようになりました。姑の扱いも一番上手です。秋には短期のアルバイトに朝から青山まで出かけられるようにもなってきました。調子がよくなってきた波に乗ろうと思ったのか、十二月には一年半のブランクはありましたが、睡眠障害の治療のため、以前に受診した医師を訪ねて新しい病院へ行きました。

アメリカからメラトニンを取り寄せ、一回1／4錠を午後六時に服用するよう指示されました。

娘の体調がよくなってくるのは、私の一番の幸せ。私の機嫌は娘の体調次第。

娘の体調さえよくなってくれれば、いつでもこの家から出そうと私は考えていました。

冬の間も体調は安定していました。一日中寝ているという日はこの三か月間、一度もありません。何がどう好転したのか、季節のせいなのか、治療の効果がでてきたのか、とにかくこの調子で、来春ドレメ一年生に四度めの挑戦ができますようにと、祈るばかりです。

二〇〇八年のお正月。娘は姑に春色のスーツを着せて、メイクをして、何枚も写真を撮りました。私が気がつかないことをさりげなくやってくれる娘は、本当に頼もしい存在です。月末には姑をショートステイにお願いして、娘と二人、箱根の温泉に出かけました。介護の日常から解放された二日間は、娘がくれた幸せなプレゼントでした。ほっと一息つくことができました。今度こそ体調がよくなって学校に行けると、私も娘に希望をもっていました。二月、三月も起き上がれない日は一度もなく、調子よく過ごし、玄関先の草むしりまでしていた日には、私は飛び上がりたいくらいうれしくなりました。

## ●●●● くじけない心

四度めの挑戦となるドレメ一年生の入学式を明日に控えた四月四日の夕方、出かけていた私に、娘からメールがありました。

「おばあちゃんが、もう三十分ぐらいトイレに入ったまま出てこない」

怒とうの一か月の幕開けでした。

四月十日、早朝から夫も私も姑の世話に追われ、娘の二十六歳の誕生日だったことに、夜遅くなってから気がつきました。九時過ぎに届いた大きな宅配便は、前日娘がインターネットで注文してくれた姑の紙パンツ五箱でした。

十三日には、娘は「家を出よう」と近くに部屋を探し始めました。私も一緒に逃げ出したいと思って、不動産屋に入りました。けれども私が今、姑をおいて家を出るわけにはいきません。とりあえず、娘一人だけでも早急に家から出して、安心して学校へ行けるようにしなければと思いました。娘はたびたび、夫とぶつかって、険悪な状況でした。とにかく距離をおいた方がよいと思いました。

二十一日、四件の部屋を見て回り、夕方には家から歩いて十分ほどのアパートを借りることを決めました。娘はパソコン、家電、自転車、寝具をあっという間に手配して、月末には身の回りのものを持って引越してしまいました。見事というしかありません。元気だからこそできたことかもしれませんが、ちゃんと学校にも通いながらです。

昼間はヘルパーさんや訪問看護師さん、特養ホームのデイサービスにお世話になりましたが、夕方デイサービスから戻って、夜中、翌朝九時過ぎにヘルパーさんが来てくれるまでは、助けがありません。夜は大声をあげたり、部屋中動き回ったりするので、目が離せず、眠ることもままならず大変な状況でした。在宅介護はとてもむずかしいと、訪問看護師さんが、早急に認知症専門病院の受診を取り計ってくれました。二八日に受診して、三〇日には入院できることになりました。もう限界でした。

娘は一人の静かな空間を得て、本当にうれしそうでした。疲れが出たのか、季節のせいか、起きられずに欠席する日もありましたが、なんとか課題の作品も仕上がり、前期を無事終えることができました。大変な四月だったにもかかわらず、五月からは一人の生活をこなし、四年めにして前期の授業をクリアできたことが、私はどんなにかうれしかったことか。しかも、前期の成績はとてもよいものでした。

「こうして成績表のコメントを書けるのがうれしいです。毎日よくがんばっていると思います。充実した学生生活を送っていただきたいと思います」

入学からずっと支えていただいた担任の先生から言葉が添えられていました。

このまま後期もがんばってほしいと心から願っていました。冬が近づくころ、起きられない日は多くなり、欠席も増えていましたが、課題だけは提出期限を過ぎてもあきらめず取り組んでいたようです。担任の先生の期待に必死に応えようとしていることが感じられました。娘は厳しい先生が大好きだと心から信頼していることをよく話していました。いい先生に出会えてよかったと娘の口から聞くのは初めてのことです。三年も休学した娘につきあってくださっていることに私も感謝していました。後期の終わり、三月十六日課題で仕上げたコートを着て帰ってきました。

「作品はすべて提出できた。先生も喜んでくれたよ」

娘は晴れやかな顔をしていました。

二十一日、成績表と進級のお知らせが届きました。成績表の下欄には先生のコメントが書かれていました。

「長い道のりでしたが、よく最後まであきらめず、がんばったと思います。やればできる人とずっとあなたを信じてきました。二年生になってまた新しいことを学んでいきます。たくさんのことを吸収してください」

私はこの時ほど感激したことはありませんでした。大好きな先生からいただいたこの言葉を、娘は一生の宝ものとすることでしょう。他人に信頼される喜びは、これからの娘の人生の大きな支えとなることはまちがいありません。娘はもうどんな困難も乗りこえていけると、私は確信していました。

この日、東京は桜が開花しました。

そしていよいよ「ねむりひめ」の目覚めるときが近づいたと思いました。

## ●●●● 娘が望む限りは――

アパレル技術科二年生に進級した四月、自分で作った紺のジャケットは、さすがに娘の身体にぴったりでよく似合っていました。食事だけはきちんととってほしいと思っていた私は、娘のお弁当を作り続けていました。朝アパートから家にお弁当を取りに寄って、学校へ行きます。

一人暮らしをしているというより、離れに部屋があるといった感じです。私も一足飛びに子離れすることができなかったのです。

甲状腺機能低下症と低血圧の薬は近くの内科でもらうことにして、睡眠障害とアトピー性皮フ炎は、二か月に一度の通院ですむようになっていました。起きられない日もあるようでしたが、課題も、検定試験もがんばって、三年生に進級することができました。二年生が終わるころには就職活動も始まって、意欲的に取り組んでいました。「もうあと一年」、やっと最終学年になれたことに私はほっとしました。

アパレル技術科三年生、娘は二十八歳になりました。クラスのほとんどは二十歳になるかならないかの人たちばかりです。うまくやっているのかしらと、少しは心配になりますが、娘はけっこうマイペースです。

精力的に続けていた就職活動は、六月末になって、残念ながら全滅したとがっかりしていました。

モチベーションも下がります。そして二〇一〇年の夏は記録的な猛暑日続きとなりました。九月始めの検定試験はなんとか受けたものの、ついにダウンしてしまいました。

「残念だけど、後期は休学するしかないね。身体が一番大事だよ。ここまで来たんだから、来年もう一度がんばればいいよ」

私は娘にそう言うしかありませんでした。「娘がやめたい」と言い出さない限りは、卒業するまでとことん応援するしか道はありません。娘が卒業したいと望んでいるかぎり——。

第3章

# 睡眠障害と生きる私

堀本さくら

## 私の小学生時代

小学校に入学する時、特にどこの学校に行きたいということはなかった。まだ六歳である。当然だ。国立の小学校も一つだけ受験したが抽選で落ちた。そうして当たり前のごとく公立の小学校に、私は入学した。小学校の授業では何でもできた。国語、算数、理科、社会はもちろん、絵を描くのも工作も音楽も、何でも得意だった。唯一、走ることと球技には苦手意識があったが、それくらいだ。

そのころ友だちの間ではやっていた『セーラームーン』や『幽遊白書』といったアニメや、お笑いには興味がなかったことを覚えている。みんなが見ているから見てみようとは思わなかった。小学校一年生の時に見た『ふしぎの海のナディア』というアニメは、放送が終了してもずっと好きだった。むしろテレビを見るより本を読む方が好きだった。

小学校一年生の時に、バレエのマンガを読んで自分もやってみたくなり、習わせてもらった。何かにハマるとのめり込みやすく、影響を受けやすいのは、三十歳になった今も変わっていない。習い事は、週に一回のピアノと水泳、週二回のバレエと、どれも好きなものを習っていた。習い事のない日は放課後に友だちと一輪車やボードゲームをして遊んだりしていた。

私立中学校受験のための進学教室があることを母から教えてもらったことと、小学生女子特有の男子嫌いから、市立の中学校に行きたくないと思い始めたのと、どちらが先だったか定かではないが、四年生の冬に四谷大塚の試験を受けた。

## ●●●● 中学受験の勉強

そして五年生から毎週、日曜テストに通うこととなる。国語、算数、理科、社会のテストを受けて、テストの後には解説授業があった。成績順に、中野教室、お茶の水教室……とあり、入塾の時のテストで、最初はお茶の水教室に通うことになった。電車で三十分。乗り物酔いをして途中下車したこともあり、通い始めたころは大変だった。その後の組分けで中野教室になったので、通うのが楽になった。同じ学校の友だちも中野教室に通っていたので、行き帰りが一緒だったのも心強かった。どの教科も、知らない内容ばかりで、新しいことを学ぶのはとてもおもしろかった。特に算数が一番好きだった。毎週行われるテストは、自分がどれくらいできるのかを試すことができるのでおもしろかった。四教科で三百点満点のテストは、いつも二百二十点～二百八十点くらいの成績で、上位成績者の名前が載る週報には、ほぼ毎回名前が出ていた。解説授業も、個性的で教え方の上手な先生ばかりでおもしろかった。なので、受験を意識してというより、楽しくて勉強していたような気がする。

だが、六年生になると志望校を決めなくてはならなかった。そして、地元の中学校には行きたくないという理由で中学受験を考えていた私は、あまり深く考えずに志望校を桜蔭中学校に決めた。見学や説明会も親任せで、全然積極的ではなかった。四谷大塚には、日曜テストに通っていただけなので、塾の先生と話し合うという機会もなかった。でも、十二歳の子どもなんて、そんなものだと思う。小学校二年生から、一番仲のよかった友だちが合格した学校へ、たとえ桜蔭中学校に受かったとしても、一緒に行こうと決めていたくらいだ。

四谷大塚の夏季、冬季講習には通ったが、受験直前まで家庭学習が基本だった。一度、ほかの塾で行われた桜蔭中学校の模擬テストを受けた時には、あまりできなくて「志望校を変えた方がいいでしょう」というコメントをもらったが、これは問題が桜蔭の問題っぽくない、問題が悪かったのだと思いあまり気にしなかった。十年分の入試過去問題だけは、時間を計って解いて練習した。これでだいぶ自信をつけたと思う。桜蔭中学校の入学試験は、国語と社会、算数と理科を決められた時間内に問題を解くという、少し変わったスタイルで、問題数も多かったのでスピードと時間配分が要求された。

二月一日の受験日は、六時半に家を出て父と会場に向かった。午前中に筆記試験を受けて、お弁当を食べてから面接を受けた。その間、別の校舎では父母面接が行われていた。試験結果は、まぁまぁの手ごたえがあったが、ほかの受験生もできているかもしれないので、結果が発表されるまでは何とも言えなかった。

二月二日、父と母と一緒に合格発表を見に行った。自分の番号を見つけた時には、やはりうれしかった。でもそれは、桜蔭中学校に入学できることがうれしかったのではなくて、自分の実力がそれだけの難関校に合格できるだけあると証明されたことがうれしかったように思う。翌日受験した中学校の結果は、自分より友だちの結果の方が気がかりだった。そして、友だちとは同じ学校に行けないことがわかった私は、桜蔭中学校へと入学することになった。

## ●●●● 桜蔭中学校の授業

あまり、中学校へのこだわりがないようなことを書いたが、入学が決まればそれなりに楽しみにしていた。学校には八時二十分までに行かなければならず、朝は六時に起きて、七時前には家を出た。朝食は必ずとって行っていたが、眠たい時には食べながら眠ってしまうこともあった。初めての電車通学は大変だったが、三鷹駅からは始発電車で座って行けたし、毎朝眠たいながらも遅刻せずに通っていた。

知らない子ばかり一クラス四十九人。狭い教室に七×七の机がぎっしり。古い校舎の地下一階は閉塞感があった。人見知りがちで、なかなかなじめなかった私は、塾に行っているみたいだなぁと感じた。先生も生徒もまじめでおとなしい印象の人が多かった。でも、そんなにクラスメイトと話すでもなく、会話をしても最初のうちは敬語だった。学校には勉強をしに来ているのだからいいやと思った。

その勉強だが、当然のごとく進度が早かった。教科書よりむずかしい内容なうえ、中学校の二年間で中学三年生までの内容を勉強するのだ。受験勉強はしてきたので、数学や理科、社会はあまり苦に感じなかったが、全く初めての英語や古典は大変だった。考えることより覚えることの方が苦手な私にとっては、単語や文法を覚えたり、活用形を覚えたりすることは、今までの「新しいことを学ぶのが楽しい」という勉強とは違った。それでも、月曜日から金曜日までが六時間、土曜日はお昼までの四時間びっしり授業はあるので、必死に予習をして通った。英語や古典は予習ノートを作っていくのが当たり前で、それがないと授業についていけないのだ。宿題も多かった。数学は、教科書よりもむずかしい問題集があり、授業の後にはその問題集を解いておかなければならなかった。いつも夕食の後三、四時間はかかっていた。二連休があるといつも以上の量の宿題が出されたので、休みの日といっても勉強は休めなかった。友だちはいろいろな地域から通っていたので、帰る方向もバラバラ。電車が同じ子と一緒に帰ることくらいはあったが、放課後や休日に遊びに行くということはほとんどなかった。

## ●●●● 私の好きなひととき

そんな私の楽しみといえば、『エヴァンゲリヲン』や『ガンダムW』などのアニメやマンガを見ることと、アニメ関連のイベントに行くことだった。同人誌の即売会に行ったり、アニメビデオのイベントに行ったり。友だちや母と行くこともあったが、このころから自分が行きたいと思ったら一人でも行っていた。客層が男性の多いイベントもあったが、特に気にしなかった。また、当時はアニメ作品などのラジオ番組がたくさんあり、買ってもらったラジカセで深夜ラジオを聴くようになった。二十三時から午前一時ごろまで、聴きながら寝ることもあったが、好きな番組は録音したかったので、二時ごろまで起きていることもあった。

自分の部屋で聴いていたが、たまたま起きてきた両親に部屋の明かりがついているのを見られると、「早く寝なさい」と注意されたので、ドアの開く音がしたら部屋の電気を消したりしていた。それでも、朝は六時に起きて、朝食をとって、電車の中では寝て、毎日学校に通った。

中学校一年生の時は放送部に入っていた。アニメの声優さんも好きだったのでラジオドラマを作ったりした。同学年は、同じくアニメ好きの友だち一人だった。二年生になると、コスプレの衣装を作りたいと思い、放送部を辞め、家庭科部手芸班に入った。同人誌の即売会などでコスプレの存在を知り、自分もやってみたいと思ったのだ。当時、おしゃれには全く興味がなかったのだが、衣装や髪型などでキャラクターを表現している人たちはすごいなと思った。そして、着たいという欲求とともにあったのが、二次元であるキャラクターの衣装を、着られる形にしたいという、作りたい気持ちだった。手芸班は部活の時間に衣装を作っていてもいいだろうと思い入部した。同学年の人はいなかった。市販のパターンを買ってきて、そこからアレンジして衣装を作った。部では小物を作る人が多く、洋服、ましてやコスプレ衣装を作っている生徒など、私だけであった。それでも気にはせず、文化祭でも堂々と展示をしたことを覚えている。トルソーに着せてもらったことがうれしかったくらいだ。

## ●●●● 身体がいうことをきかない

勉強はますます大変になっていたが、二年生の終わりごろから、欠席したり遅刻したりすることが多くなった。週に二日くらいは欠席、週の初めの月曜日と、週末の金曜日、土曜日の欠席が多かった。寝るのは今までと変わらず深夜十二時過ぎだったが、朝起きるのがつらくなったのだ。それまでは、眠たいながらも何とか時間になると起きていたが、目覚ましが鳴っても気がつかないほどぐっすり眠っていたり、鳴っても無意識のうちに止めて寝ていたり。ベッドから下りて止めに行かなくてはいけないところに目覚ましを置いたりもしたが、それでも止めた記憶がなかったりもした。とにかく眠たくて眠たくて仕方がなかった。

「朝だ！　起きなくては」と思っても、身体を起こせない。起きなくてはならない時間に母が来て、カーテンを開けてくれるのが音や気配でわかっても目が開かない。「起きてー」と言われて、「うーん」と答えても起き上がれない。目は覚めても起き上がれない、身体が動かない。そんな日がしだいに増えていった。当然学校は休みがちになる。きちんと出席していてもむずかしい勉強には、どんどん遅れていった。成績の順番が発表されるようなことはなかったが、クラスのなかでもできの悪い方だということはわかった。

今まで、眠たいながらも起きられていたのに、どうして起きられなくなったのか自分でもわからなかった。母に上体を起こされて、意識はあっても起きれなかった。そのまま身体を起こしていることができず、またベッドに横になった。ベッドから床におろされても、そのまま寝続けるくらい眠たかった。母も、どうしてこんなに起きられないのか、どうしたらいいのかわからなかったのだろう。一生懸命起こそうとして、泣いていることもあった。私は、母が泣いていることがつらかった。それでも、どうしたらよいのかわからなかった。自分の意志ではどうにもならなかったのだ。このころは、起きてからもボーっとしていて、なかなか元気が出なかった。

三年生の一学期、中間テストの三日間も起きられず、テストを受けられなかった。六月ごろからは、一時間目からちゃんと行ける日は数えるほどになった。期末テストも起きられず欠席。その期末テスト期間中の日曜日、好きなアニメ『爆走兄弟レッツ&ゴー!!』の劇場版舞台あいさつ付き上映があった。どうしても行きたいと思った私は早起きをして、いつもは母がしている洗濯をすませ、母に連れて行ってほしいと言った。毎日早起きすることはできなくても、「この日は絶対に起きなくては」という日は起きられるものである。日々の授業に加え、定期テストまで欠席していたのに、遊びに行きたいとは言いづらかったが、どうしても行きたかった。母は連れて行ってくれた。舞台あいさつでは生で台詞が聞けたりして、行って本当によかったと思った。

七月からは、なんとか好きな数学だけは授業についていきたいと思い、個別指導塾に通い始めた。夏休みはその塾に通ったり、通院し始めた睡眠障害専門クリニックに行ったり、宿題をしたりして過ごした。このころから、睡眠表をつけるようになった。

二学期が始まってからも、朝から学校に行ける日は少なかった。昼ごろに起きて、午後の授業に間に合う時は、遅刻して通った。専門病院に月二回ほど通院して治療をしていたが、なかなか朝起きられるようにはならなかった。そんな休みだらけの中学三年生だったが、中学校を卒業することができた。年間の欠席日数は六十一日であった。

## ●●●● 学校へ行きたい

桜蔭中学校から桜蔭高校へ、ほぼ全員が進学するなか、転校や退学などのほかの道は考えもしなかった。中学三年生の時にちゃんと通えなかったのに、高校になったらどうして通えるようになると思ったかはよく覚えていないが、進学すると言った。中学校をあれだけ休んでいたのにも関わらず、学校側との話し合いは特に行われなかった。入学式から一週間は朝から通学したが、二週めからは欠席することが多くなった。

五月になると、小さいころからあったアトピー性皮フ炎が悪化したこともあり、よけいに夜、眠れなくなった。かきこわして、歩くことさえつらい時も、朝でも昼でも起きられたら通学した。今にして思うと、なぜそこまでして行っていたのかと思う。出席できる日の方が少ないので、当然授業にはついていけない。内容が理解できなければおもしろくない。五十人近くいるクラスメイトは、半分くらいは顔と名前が一致しなかった。これだけ休むと、休んだ分のノートを友だちに借りるのもつらくなった。学校に楽しいことはなかった。ただ、学校には行くものだと思っていた。小学校、中学校、高校、大学……それ以外の道があることを知らなかった。

六月になり、ますますアトピーが悪化し、週に一回遅刻して行く以外は、欠席していた。かゆくて痛くて夜中眠れない。明け方になってやっと眠たくなってくる。六時に起きなければ間に合わないとわかっていても、起きられないというより、もはや起きる気にならなかった。あまりにもひどいので大学病院のアトピー外来を受診した。入院が必要なほどひどいと診断された。しかし、ちょうどベッドが空いていなかったため、一週間後に再度受診することとなった。私は、処方された薬を必死に塗った。入院はしたくなかったからだ。薬が効いたようで、一週間後に受診した時には「通院で大丈夫です」と言われてほっとした。アトピーが少し落ち着いたこともあってか、七月の期末試験は二科目以外受けられた。たとえ、わずかしか授業を受けていなくて内容がわからなくても試験を受けた。

夏休みには、個別指導塾に通ったり、友だちと遊びに出かけたりできるようになった。一学期に比べれば活動できる日も増えたが、毎日早くに起きられる訳ではなかった。二学期になっても、ずっと欠席する日々が続いた。もう、このまま桜蔭高校に通うことは困難だった。そして、母から定時制と通信制がある、新宿山吹高校のパンフレットを見せてもらった。夜まで授業のある学校だった。そこで、初めてそういう高校があることを知った。初めて、桜蔭高校以外の道があることを知った。別の高校に入学し直して、そこから大学に行ったってよいのだからと言われた。朝から行かなくてもよいなら、今の私でも通える。そう思い、私は新宿山吹高校を受験しようと決心した。桜蔭に強い思い入れがあって入学したわけではない。たまにしか会わないクラスメイトにはなじめないし、授業にはついていけない。もはや、桜蔭高校に何の未練もなかった。

九月に受験を決めてからは、個別指導塾の内容を受験対策に切り替えた。試験は、新宿山吹高校の場合、国語、数学、英語の三科目であった。理科と社会もある五科目であったら、もう少し大変だったかもしれないが、試験問題はさほどむずかしくなかった。

都立高校を受験するには、いったん桜蔭高校を退学しなければいけなかったので、年明けには退学のあいさつに行った。「通えそうな高校に進む道が見つかってよかったですね」というような話とともに、なぜか大きな花束をいただいた。学校を辞める私になぜ花束なのかわからなかった。母と首をかしげながら帰宅した。

## ●●●● 新しい高校で新たな気持ち

一月に桜蔭高校を退学してからは、体調を整えながら受験に備えた。日曜日には、同人誌の即売会に行ったりもしていた。二月二十三日、「まぁ大丈夫だろう」と思って受験した結果は、九十五%のできであった。三月一日に合格発表があり、新宿山吹高校の普通科Ⅰ部に合格した。普通科はⅠ部からⅣ部まで、情報科はⅡ部とⅣ部があり、それぞれの部には、Ⅰ部は一～四時間目、Ⅱ部は三～六時間目、Ⅲ部は五～八時間目、Ⅳ部は九～十二時間目という基本の時間帯があった。起きられないから定時制高校にかわることにしたのに、八時四十分から始まるⅠ部にしたのは、普通の高校生と同じように通いたいと思ったからだった。起きられない日があっても、「新年度になれば通える」と毎年思ってしまうのである。

十六歳の四月、新しい高校で新たなスタートを切った。私の入学した普通科Ⅰ部一組はストレートで来ている人が多く、ほとんどが女の子だった。時間割は自分で考え、希望を出して決める。卒業に必要な単位数八十一単位と、必履修科目が決まっていて、それを卒業までに取れるように考えて時間割を作るのだ。

一年めは、まず必履修科目を中心に月曜日から金曜日まで、一時間目から六時間目までを基本に、最大の三十単位で組んだ。定時制とはいえ、普通の高校と変わらないようなスケジュールだ。特定の曜日に用事があって、その曜日はお休みにしている友だちもいたが、一年めはクラスメイトとも同じような時間割だった。授業は二時間が一コマになっており、出欠の確認は、各教室にあるカードリーダーにＩＤカードを通すようになっていた。遅刻や早退は三回で欠席一となり、年間欠時数が一時間でもオーバーすると、単位はもらえなかった。

「欠時数というのは、その時間まで休んでも大丈夫な数ではあるが、それだけ休んでもいいという訳ではないですよ」

よく先生から言われていた。

体育は体育館種目、テニス、水泳、ダンス、卓球などがあり、その時間は一年間同じ種目をやるようになっていた。体育はあまり好きではなかったが、ダンスや卓球は好きだったので、ダンス、卓球、テニスを中心に取った。必履修科目は取らなくてはならなかったが、好きな授業を受けていいというのは、逆に言うと嫌いなことはやらなくてもよかった。もう一度高校一年生レベルのことをやるので、予習していかないと授業についていけないということがなくなった。宿題もほとんどなかった。山吹高校に合格が決まった時点で個別指導塾も辞めたので、授業以外で勉強することはほとんどなくなった。

## ●●●● 山吹流、高校生活

クラスの教室やホームルームはなかったが、お昼になると八人くらいのクラスメイトが食堂に集まった。お弁当を持ってきて食べてもよかったし、入学したころには学食もあった。そこで仲よくなった友だちとは、授業のあとにカラオケに行ったりした。初めてのカラオケだった。休みの日に遊園地に出かけたり、文化祭で模擬店を出したりもした。一緒に修学旅行に行ったのも、その友だちとだ。山吹高校の修学旅行は二年に一回行われていて、好きな年に参加してよかった。私を含めクラスメイトのほとんどは、三年間での卒業を目標にしていたので二年めに参加した。三泊四日の北海道旅行だった。一般的な高校の修学旅行とは違い、ホテルや集合時刻などは決まっていても、見学先などは自由だった。私は何人かと行き先を決め、水族館や時計塔、オルゴール堂などに行った。

桜蔭の時は、フィールドノートというものがあり、旅行や校外学習の時には、わら半紙に印刷された細かいスケジュール表が配られ、それを切ってノートに貼り、何時到着、何時出発など、実施時刻を記入していくのだ。感想やレポートを含め、ノートの提出があったので、博物館などに行くと、展示物を見るより、説明文を書き写すのに必死な人もいた。しかも一学年二百五十人で、みんなで同じ格好をして移動するのだ。それからするとなんと自由であろうか。私はその山吹流が気に入り、すぐになじんだ。

入学した年の夏に、初めてライヴハウスに行った。好きなアニメの主題歌を歌っているバンドのライヴだった。それまで、クラシックのコンサートなどには行ったことがあったが、スタンディングのライヴハウスで生のバンドサウンドを聴いたのは初めてだった。私はその格好よさに魅了された。それから、そのバンドのライヴに行くようになり、眼鏡はいやだなと思いコンタクトに変えた。学校に制服がなかったこともあり、今までほとんどと言っていいほど興味のなかったファッションにも関心を持つようになり、原宿などへ洋服を買いに行ったりするようになった。秋に桜蔭高校の文化祭を見に行った時、友だちから「変わったね」と言われた。一年前まで、制服に眼鏡、髪は後ろで一つ結びというスタイルでしか会っていなかった友だちからすると、ずいぶん変わったように見えただろう。

九月からは同人誌の即売会に行かなくなったかわりに、ライヴに行くようになった。十一月には父についてきてもらい、名古屋公演まで行ったりもした。定期試験中でも行ったりして、母に怒られたこともあった。そして、十二月にはエレキギターを買って自分でも弾き始めた。ハマるとなんでも、自分でもやってみたくなるので仕方ない。しかし熱心には練習しなかったので、なかなか思うようには弾けなかった。

そのころ、欠時数はどの教科もぎりぎりになっていて、国語にいたっては十二月の時点で、もう一回も休めなくなっていた。でも、なんとか一科目も落とすことなく三十単位を取得した。成績はあまりよくなかった。まだ、卒業後のことは考えておらず、日々のことにいっぱいいっぱいだった。

二年めになると、クラス以外の友だちもできた。山吹ではクラス単位で授業を受ける訳ではないので、教科によってメンバーが違う。人数の多い授業だと教室が埋まることもあったが、少ないと十人くらいということもあった。好きな席に座ってよかったので、仲よくなった人と隣に座ったりした。すっかり山吹高校に慣れた私は、たった一年前まで、四十九人がぎっしりの教室にいたことが信じられないくらいだった。

## ●●●● 朝、起きられずに単位が取れない

一年め以上にいろいろなバンドのライヴに行くようになり、月二回ぐらいは渋谷や赤坂などへ行っていた。平日、授業が終わってから行くこともあった。六月には、初めて一人で新幹線に乗り、名古屋まで行った。前の年に父と一緒に行ったこともあり、大丈夫だろうと思っていた。しかし、終演まで観ていたら、ぎりぎり間に合うと思っていた最終の新幹線に乗り遅れてしまった。どうしていいのかわからず、自宅に電話をした。母はちょうど叔母の所へ行っていたので、父しか家にいなかった。

「とりあえず交番に行きなさい」

私はほかに術もなく、父から言われたままに交番に行った。夜行バスがあることを教えてもらい、券売所まで行ったが所持金が足りない。高校生なので、もちろんカードも持っていない。途方に暮れていたところを、同じく東京まで行くというおじさんが声をかけてくれた。「困っているなら、バス代を出してあげよう」と言ってくれた。私はお金を出してもらうわけにはいかないので、「貸して下さい」と言った。そうして翌朝、東京に帰りついたのだった。戻ってから、おじさんには書留でお金を返した。今になって思うと、初遠征なのに都内のライヴハウスに行く感覚で、たいしたお金も持たずに無謀なことをしたと思う。

バンドのライヴを観ると、自分もバンドをやりたいと思った。音楽がやりたいというよりは、かっこよくギターを弾いて、ステージに立ちたいという憧れだった。楽器屋のメンバー募集コーナーなどを使ってバンドを組んだ。スタジオで練習したりしたが、あまり熱心には練習しなかったので、なかなかうまくはならなかった。それなのに、いつかオリジナル曲もやりたいからそのためにと教室にも通ってシンセサイザーや、パソコンでの作曲も勉強した。

一年めに比べると、朝起きられない日が増え、欠時数がオーバーしてしまった科目も出てきた。特に、朝一にある授業はだめだった。十一月には、三十単位のうち十九単位しか取れないことになってしまい、三年で八十一単位を取って卒業することはできなくなった。仕方ないので「四年計画にするしかないね」という話を母ともした。高校を入学し直した時点で、周りの人よりは一年遅れていたので、もう一年も二年も変わらない気がした。授業料が安かったこともあり、親に申し訳ないとは思わなかった。

十月、ちょっといいなと思って聴いていた、ビジュアル系バンドのギタリストが亡くなった。ものすごくファンだったわけではないが、自分と一歳しか違わなかったことにショックを受けた。翌月、献花式に行った。ものすごい数のファンが来ていた。その時、今私が死んだら何人の人が泣いてくれるんだろうと思った。

生きている間に何ができるんだろう。そんなことをぼんやり考えた。

## ●●●● 自分の体調に合わせて学ぶ

十二月には、初めてアルバイトをした。おこづかいは毎月もらっていたが、ライヴのチケットを買ったりするのに、もっとお金がほしかったからだ。年末年始の郵便局のアルバイトは、初めて働くには最適だと思った。年賀状を仕分けする仕事を問題なくこなした。学校と違い、無断で休んではいけないという意識からか、朝からの仕事だったが休まず行けた。

二月になるとせっかく時間もあるのでと、自動車の免許を取るため教習所に通い始めた。家には車はなかったが、将来ちゃんとバンドを組んだ時に、機材車を運転できた方がいいかなと思ったからだ。ギターの練習は相変わらずあまりしないで下手なままだったのに、なぜかそういうことばかりを考えていた。一か月半で教習を終え、十九歳の誕生日を迎える前に免許が取れた。

三年めは、二年めに登録した単位の半分くらいしか取れなかったこともあり、一時間目からではなく三時間目や五時間目など、午後の時間帯の授業を多く取ることにした。私はI部だったので、自部の時間帯は午前中だったが、午後にある授業を自部扱いにしてよい科目などをうまく組み合わせて時間割を作った。また、数学だけは通信制の科目を受けたりもした。通信制だと、土曜日に決められた日数以上スクーリングに行き、レポートを提出して合格すれば単位が取れた。好きな数学ならスクーリングだけでも大丈夫だろうと思って取った。数学Ⅲや数学Cを取る人は少なく、三人ほどしかいなかった。

四月の末から、近所のファーストフード店でアルバイトを始めた。ファーストフード店は高校生も多く、スケジュールも一週ごとに希望が出せるとのことだったので、私にもできそうだと思った。接客業はもちろん初めてだったが、やってみると意外に楽しかった。お客さんが多く忙しい時も、どうやったら効率がよいか考えるのがおもしろかったし、短い時間で商品の受け渡しができるようにがんばった。

お客さんが少ない時には、掃除をしたり、積極的に仕事を探した。もともと掃除は好きだったので、苦にはならなかったし、積極的に働く姿勢が身について、いい経験になったと思う。土日や学校の前後の時間など、一日五時間程度だったが、それから四年間続けた。

遅い時間帯の授業を中心にはしたが、それも夕方まで起きられない日もあり、欠席は多かった。夕方からライヴやピアノのレッスンがある時には、それには起きて行っていた。そのころは年間五十本のライヴを観に行っていたので、かなりの頻度であった。

十月にはビジュアル系バンドのコスプレをしてライヴに行った。ビジュアル面への憧れも大きかったのだろう。少し、アニメやマンガから離れていたのもあって、衣装を作ったのは久しぶりだった。生地にもこだわって作り、材料費は二万円近くかかった。我ながらうまくできたと思ったし、友だちがほめてくれたのがうれしかった。

## ●●●● 親にないしょのバンド活動

十一月、ネットであるビジュアル系バンドがスタッフを募集しているのを見つけた。ギターは上達していないわりに、バンドをやりたい気持ちは強かった。私はギターの勉強になるのではと思い、応募してみた。するとバンドのリーダーから連絡がきて、一度ライヴを見せてもらった。ＣＤも出していて、想像していたより本格的な活動をしていたので、不安もあったがやってみたいと思った。

三日後、たまたま家から近かったので、最寄駅で待ち合わせをして、くわしい話を聞くことになった。現れたリーダーの人を見て、かっこいいと思った。その日書いた日記に、ハートマークが十五個もついているくらいだ。手伝ってほしい内容の話を聞いたあとに、ギターをやっていると話したら、時間のある時に教えてくれるとのこと。

「ギターをやりたい君の気持ちは本気だね？」

リーダーからこわいくらい本気の顔で聞かれた時にはドキっとした。

「はい！」

私はすぐ答えた。

その日のうちに、スタッフ用の携帯を渡されて、ギターを教えてもらい、家に帰ってから、両親にバンドのスタッフをやりたいと話した。今までもライヴを観には行っていたし、反対されるとは思っていなかったのだが、答えはＮＯであった。

「今はまだ高校生なのだから、卒業してからにしなさい」

私としては、ライヴを観に行っていた時間が、スタッフとして行くのに変わるだけと甘く考えていたのだ。

これは困った。やりたかったのはもちろん、私を信用して携帯を預けたり、ギターを教えてくれたりしたリーダーを裏切ることはしたくなかった。どんなに反対されて、だめといわれても、私の気持ちは変わらなかった。私は母に「どこどこへライヴに行く」とだけ告げて、そのバンドの手伝いをするようになった。しかし、お客として観に行くのに比べたら、帰宅が遅くなる。門限は十二時と言われていたけれど、遅くなることが多く、それを心配した母から、基本料金は出すから携帯を持つように言われた。十九歳にして、それが私の初携帯である。周囲に比べれば遅い方だったが、それまで必要性を感じてなかったので、ほしいとも思っていなかった。

ライヴの手伝い以外にも、リーダーの家に近かったこともあり、ヘアカラーに行ったり、一緒に買い物に行ったりした。そういう時間が楽しくて楽しくてたまらなかった。マンガの趣味も合って、話をしていて気持ちが高ぶっていった。スタッフとして、メンバーを好きになるのはまずいとわかっていたが、好きだった。

　山吹高校四年めになった。一緒に入学した友だちの半分以上は卒業してしまい、知っている人は三、四人になった。もう、以前のようにみんなで食堂で昼食をとることもなくなったが、もともと一人でいることは嫌いじゃないので、別段気にならなかった。特に、山吹高校は一人で行動する人が多いので、わりとみんなそんな感じだったと思う。前年度と同じように、遅めの時間帯を中心に履修登録をしたが、やはり夕方まで起きれない日が多く、休みがちだった。

　バンドのスタッフは続けていたが、自分のバンド活動は相変わらずだった。スタジオに入ったりはしたけれど、まだライヴをやるところまではいかなかった。スタッフの仕事は楽しかったが、スタッフとしてリーダーの側にいることがだんだんつらくなっていた。こんなに人を好きになったことが初めてで、好きだと告げずにいることに耐えられなくなった六月、告白した。彼は私の気持ちをわかっていたようだった。スタッフだからとは言われなかったが、たぶんそういう理由で断られた。自分の想いを伝えたかっただけで、結果は期待していなかったので、そんなにショックではなかった。翌日母を誘ってカラオケに行き、リーダーの車の中で聴いた『木綿のハンカチーフ』を歌った。

　それからも、それまで通りスタッフを続けた。自分のバンド活動の方はさっぱりだった九月のある日、メンバーの「さくらちゃんは物販にしか使えないよね」という話を耳にした。確かに、もう一人いたスタッフは、ヘアメイクもできた。私は機材の知識も乏しかった。それを聞いて、私は何をしているのだろうと思い、音楽が本当にやりたいことではないことに、ようやく気がついた。ショックだった。

母に「音楽は私の本当にやりたいことではなかった」と話して泣いた。自分なりに進路のことを考え、音楽の道へと進もうと思っていたのだ。そして「君のことを弟子だと思っている」とまで言ってくれたリーダーの気持ちを裏切ったと思った。悲しかった。それを機に、私はスタッフを辞めた。「辞めたい」とメンバーに話に行った時、ちょうどリーダーがいなくて直接会うことはなかった。のちに「俺には会いたくなかったのかと思っていた」と言われ、私のことを気にしていたのだと知った。こうして、私のバンド活動は終わった。

## ●●●● コスプレにハマる

山吹高校の一年生まで通院していた睡眠障害クリニックは、調子がよくなったところで「もういいでしょう」と診断されて行かなくなっていた。しかし、また起きられず、休みがちでなかなか単位の修得もままならないので、「やはりどこか病院にかかろう」ということになった。学校のことも、将来のことも、焦っても仕方ないと母は言ってくれた。そして千葉県にある専門病院の睡眠外来にかかることにした。そこでは睡眠表をつけて、メラトニンが処方された。

それまでバンドのことが中心だったけれど、久しぶりにアニメも見るようになった。しばらくはなかなかハマれる作品はなかったのだが、秋から始まった『ガンダムSEED』がおもしろく、夢中になった。十二月にはコミケに行くことになり、そこで久しぶりにコスプレをすることにした。以前は、ウィッグがどこで売っているかも知らなかったし、同人誌の即売会で着る程度だったが、今回はウィッグも用意し、メイクもした。たくさんの人に声をかけてもらった。もちろん、衣装は手作り。自分のコスプレをいいと思ってくれる人がいたことがうれしかった。それまでは、即売会だけしか、コスプレをする場所を知らなかったが、コスプレだけのイベントが、都内では毎週開かれていることを知った。年明けには、初めて東京ドームシティのコスプレイベントに参加した。その時にはまた新しい衣装を作った。型紙は、チャイナドレスの作り方の本を買って、そこからアレンジして作った。イベントに行くと友だちも増え、そこで次のイベントの約束をして、それに合わせて新しい衣装を作った。

山吹高校ついに五年め、二十歳になった。二年め以降は、年に十数単位しか取れなかったので、四年でも卒業できなかった。必履修科目は少なくなってきていたので、将来何かの役に立つかもしれないと情報系（パソコン）の授業も多く取った。入学した時の友だちは、大半が卒業するか辞めてしまい、クラスメイトで知っている人は一人だけになった。千葉県の病院には五月まで通ったが、遠かったこともあり、なんとなく行かなくなってしまった。相変わらず起きられない日が多く、体調もよくなかった。

放課後はライヴに行ったり、コスプレの衣装を作ったりして過ごし、週末は毎週のようにコスプレイベントに出かけた。次は何をやろうと友だちと相談して、衣装を用意してイベントに行くのが楽しかった。イベントに行く日の朝は早い。六時過ぎには起きて仕度をした。昔から楽しみなことがある日は起きられるのと、友だちと約束をしているので遅刻できないプレッシャーからか、がんばって起きられた。だが、約束をしていたのにも関わらず起きられなかった日もあり、その時はとにかく謝った。

九月に必履修科目である現代社会を落としてしまい、五年でも卒業できないことになってしまった。在学できるのはあと一年。もうあとがなくなったが、あと一年あれば大丈夫だろうと不思議に焦りはなかった。

山吹高校がとうとう六年め、二十一歳。最後の一年はⅠ部の生徒とは思えないほど、午後の授業ばかりを取った。履修登録は、今まで通り最大の三十単位分を登録した。「アルバイトには起きるだろう」と朝八時から午前中いっぱいアルバイトをして、それから学校に行く日もあった。夜の時間帯の授業を受けると給食が食べられた。給食なんて、小学校以来だ。献立が発表され、食べたい日だけ事前に申し込むシステムだったので、食べたい時だけ食べるようにしていた。

## ●●●● 服飾の道へ進みたい

ゴールデンウィークのうち、四日間はコスプレイベントに出かけた。そのころは夢中になっていたゲームのコスプレをしていた。そこで同じキャラクターが好きで、そのキャラクターのコスプレをしている人と知り合った。友だちの友だちで、翌日一緒にコスプレをする予定の人だった。好きなキャラクターは理想が高く、なかなかいいなと思う人に出会えないものだが、その人はとても似合っていて素敵だと思った。イベントが終わって、着替えてからも、その人のことが気になった。

黒髪に前髪だけメッシュを入れていて、私より少し年上かなと思った。話をすると、同じキャラクターが好きなこともあり、話が合った。私は、また一緒にイベントに行きたいなと思い、翌月、何人かで一緒にイベントに行く約束をした。その日に向けて二着の衣装を製作した。一日一緒に過ごして、とても楽しかった。そのAさんは遠方に住んでいるのだが、コスプレイベントに参加するため、月に一回ほど都内に来ていた。私は、次のAさんの予定が決まるたびに、一緒に行きたいと連絡をした。知らない作品の予定のときには、そのゲームやマンガを買って予習をした。それまで、好きな作品のコスプレをしてきたが、Aさんと一緒にイベントに行きたいがために新しい衣装を作った。ときには、一週間に二着作ったこともあった。

たくさん衣装を作るようになると、市販のパターンのアレンジだけではむずかしいことも出てきた。特にテーラードカラーのジャケットなどは、ほとんどパターンが売っていなくて困った。母に話したら「普通、ジャケットなんか作らないからよ」と言われた。あまり自覚はなかったが、どうやら衣装を作るのがうまい方らしい。確かに、友だちにもほめられることが多かった。私はもっと上手に作れるようになりたい。市販のパターンを使わずとも、洋服が作れるようになりたいと思うようになった。

ちょうど進路のことも考えなくてはいけない時期だった。夏休みに、服飾系の専門学校の体験入学に何校か行ってみた。そこで今までよく知らなかった、パタンナーという職業について知った。洋服のパターンを作る仕事である。自分でパターンが引けるようになりたかったし、もともと細かい作業が得意で、きっちりしていたので、自分に向いているのではないかと思った。小さいころから、工作やものづくりが好きだった。自分のやりたいことが見つかったと思った。五校を見学したなかで、一番雰囲気やカリキュラムが自分に合っていると感じた、ドレスメーカー学院に入りたいと思った。三年課程のパタンナーを育成するコースだ。十月に推薦入学があるとのことで、願書を提出した。面接を受け、入学できることになった。

## ●●●● 心が通い合う人

ドレスメーカー学院の面接があったころにも、Aさんを含め何人かとイベントに行っていた。私は、Aさんのことが好きだなと思っていた。すごく話も合ったし、一緒にイベントに行くのが楽しくて仕方なかった。入学が決まったと話した後のイベントでは、お祝いにパスケースをくれた。思いがけないことで、とてもうれしかった。そのイベントの翌日、目は覚めたが起きられず、学校を休んだ。Aさんのことばかり考えていた。Aさんのことが好きで、Aさんが帰ってしまってさびしかった。バンドのリーダー以来、好きな人ができたことはなかったし、何より同性を好きになったことなどなかった。最初に会った時に好きなキャラクターのコスプレをしていたし、それで好きだと勘違いしているのではないかとも悩んだが、これはリーダーを好きだった時の気持ちと一緒だなと思った。自分の気持ちに困惑していたし、どうしてよいかわからなかった。ずっと寝ているのを心配して見にきた母に打ち明けた。

「友だちのMちゃんだって女の子が好きなんでしょ？そういうことだってあるんじゃない」

母はそう言ってくれた。

「何も悲しいことがあった訳じゃないんだから、泣くことないじゃない」

母から言われて気持ちが軽くなった。そうか、たまたま好きになった人が同性だっただけか、と思った。それからはAさんを好きな気持ちを自覚した。

三週間後にもAさんたちとイベントに参加した。すごく楽しかったと同時に、好きだと伝えずに側にいることがつらかった。でも、バンドリーダーの時とは違い、相手は女性だ。いい返事をもらうことはむずかしいと思ったし、断られたら、もう会うことすらできなくなるのではと思うと、このまま一緒にイベントに行けて楽しければいいじゃないかと思った。しかし、Aさんが帰ってしまって、さびしくてさびしくてたまらなかった。想いを伝えないまま一緒にいることがつらかった。その晩、私はAさんに電話をした。自分の気持ちを伝えたところ「つき合おうか」ということになった。なんとなく私の気持ちに気づいていたらしい。思いがけない返事にただただうれしかった。今まで悩んでいたことがすっきりした。

翌月、何人かとイベントに参加したあと、ふだんならみんなでご飯を食べて帰るのだが、早く帰ろうと言われ二人だけで食事をした。せっかくイベントに来ているのに、時間を作ってくれたことがすごくうれしかった。その二週間後のイベントの前日には、二人で動物園に行った。初デートだった。年明けには、ディズニーランドに行った。今まで一緒にイベントに行っていた時とは比べものにならないくらい楽しかった。それからは、月に一、二回、イベントの前日にAさんが来て遊び、うちに泊ったり一緒にホテルに泊ったりして、イベントに行くというスタイルになった。三月には初めて一緒に旅行にも行った。このころから、愛されているという幸せを感じるようになった。

## ●●●● 高校卒業、そして専門学校へ

相変わらず夕方まで起きられない日もあったが、なんとか卒業に必要な八十一単位を修得できた。在籍できるぎりぎりの六年間をかけて、ようやく山吹高校を卒業できた。

当初の予定の倍かかってしまったが、やりたいことも決まって、晴々しい気持ちだった。

山吹高校で過ごした六年間は、学生生活のなかで一番楽しい時間であった。ホームルームというものがないので、休みがちでも周りの目が気になることもない。授業の途中でも、教室に入って行きやすかった。自分で科目を選択できたので、数学や物理、美術など好きな科目は積極的に取り、嫌いな英語などは最低限しか取らなかった。友だちも、気の合いそうな人とだけ仲よくしていればよかった。山吹高校で知り合った友だちとは、いまだに交流がある。六年も在籍してしまったのは、居心地がよすぎたのかもしれない。最大六年在籍できて、夜まで授業のある学校だったから、朝から毎日通うことができない私でも卒業ができた。

二〇〇五年二十二歳の四月、ストレートで行っている人に比べたら四年遅れて、専門学校に入学した。新しい環境に緊張していたが、授業が始まるのが楽しみだった。久しぶりに学校で新しいことを学ぶのが楽しい、が始まったのだ。

授業は九時半からだ。八時過ぎに家を出て、井の頭線で渋谷まで。山手線に乗り換え、学校がある目黒までは二駅。中央線で行く新宿経由のルートもあったが、通学が楽な方で通った。母は毎日お弁当を作ってくれた。私の科の一年生は二十七人。全員が九時半から午後三時半まで同じ授業を受けた。大学のような山吹高校から、小学校か中学校に戻ったような感覚だった。

　一年生のうちは、スタイル画や色彩、ＣＧ、服装史など、いろいろな授業があったが、メインは担任の先生が教える服飾造形という、パターンと縫製の授業だった。最初は、針の持ち方、運針の仕方から教えてもらった。今まで自己流で洋服は作ってきていたが、知らないことばかりで新しいことを学ぶのはとてもおもしろかった。パターンを引くのは初めてだったが、数学も好きだったし、高校の時に機械製図も習っていたので、〇・五ミリまでこだわって線を引くのは得意だと思った。先生にも線がきれいだとほめられてうれしかった。五月の連休前には手縫いのステッチや、ボタンホールを手で開ける課題が出され、今まで苦手意識のあった手縫いも少しはできるようになった。

## ●●●● 気力だけではどうにもならない

　五月の連休が明けると、立ちくらみがして体調が悪かったり、朝起きられなくて欠席する日が出てきた。山吹高校の時と違って、学校を休むとそれだけ課題が遅れるので少し焦った。二泊三日のオリエンテーション旅行には、前日から起きたままで参加した。朝起きられるか不安だったからだ。旅行には無事参加できたが、帰ってからも調子が悪かった。学校に行けても、だるくて元気の出ない時もあった。六月に入っても、朝起きられない日が続いた。アトピーもひどく、ほてって眠れない時もあった。それでも、なんとか課題を提出しなければと、起きている時間にはがんばっていたが、限界だった。気力だけではどうにもならなかった。

七月に入って受診した心療内科で、血液検査の結果、甲状腺機能低下症と診断された。症状としては、全身の活動が低下して無力になったり、低体温になる。体重が増加することもある。自分の症状に当てはまった。そう診断されると、具合が悪かったことに納得がいったというか、仕方なかったのかなという気持ちになった。これは、中学生の時に朝起きられなくなってからずっとあることなのだが、起きられないというのは、どこまでが自分の意志でなんとかなるものなのかが本人にもわからない。がんばれば起きられるのではないか、がんばりが足りないのではないかと思ってしまう。特に、遊びに行く日には起きられたりすると、行こうと思えば学校にも行けるのではないかと思う。でも、実際に検査で数値が出たりすれば、自分がただ怠けていた訳ではないのだと、自分も周囲も納得したのではないかと思った。

担任の先生にもそのことを告げた。学校には行けるだけ行きたいと思ったが、先生から後期の授業を休学することを勧められた。夏休み、Aさんのところに遊びに行っている時、休学することを決め、先生に電話した。私にとってとてもつらい決断だった。山吹高校の卒業が一年ずつ延びた時とは全然違った。電話のあと泣いていた私をAさんが抱きしめてくれた。会えるのは月に何日かだったが、毎日メール交換をして、私の体調のことをとても心配してくれていた。そばにいてくれたことで、すごく救われた。休んで、来年の春までに体調を整えようと思った。

八月の末に、以前何度か通った千葉県の専門病院を再び受診した。人によって必要な睡眠時間は違い、ずっとがんばっていると身体がいうことをきかなくなる。三十歳くらいには落ち着いてくるだろうと言われた。三十歳なんて、まだ先だと思った。しかし、すでに八年も患ってきたのだ、一朝一夕に治るとも思っていなかった。またメラトニンを処方され、睡眠表をつけ始めた。

## ●●●● 体調が悪く前に進めない

九月に、学校へ休学届を提出して後期を休むことになった。それからの半年は、短い期間だが学校で習った知識と、教科書をもとに、コスプレ衣装を製作することと、デート、通院が主な毎日だった。時間があったので、衣装作りには力を入れた。学校に行くことがなくなったので、中学校からあった、「学校に行かねばならない」という気持ちが初めてなくなった。学校には行かずに遊んでいるという罪悪感から、多少解放された期間だった。むしろ、日中は外に出て活動した方がいいからと、積極的に遊んだ。来年度以降に受験しなくてよいように、色彩やファッションビジネスの検定試験にもチャレンジした。

Aさんとはたまに旅行に行ったり、Aさんがうちに来てくれて、土日に遊ぶという感じだった。美術館や温泉に行ったり、食事に行ったりするのが好きだった。最初は女性同士だし、普通の恋人みたいに街中で手をつないだりはできないかな、なんて思っていたが、そんなこともなかった。すごく愛されていると感じ、幸せだった。夏に旅行に行った時には、お揃いの指輪をもらった。お互い左手の薬指にはめていた。

年明けは、冬至を過ぎて日が長くなる方向に向かうこともあってか、一年のなかでわりと調子のいい時期である。夕方まで寝ていることも少なくなった。甲状腺機能低下症の薬も飲み続けていたおかげか、夏ごろに比べると体調がよくなってきたので、四月からの復学のリハビリを兼ねて、二月から一か月半、近所の大型手芸店でアルバイトをした。朝十時前から夕方まで週五日通った。復学への自信がついた。

ドレスメーカー学院の二年めが始まった。気持ちを新たにはりきって通い始めた。三月までアルバイトで毎日起きられていたので、大丈夫ではないかと思っていた。しかし、八時に起きればよいのと八時に家を出なくてはならないのとでは違った。始まって二週間あまりで、起きられず休みがちになってしまった。課題は、前年やっていたものとほとんど同じだったので、ついていけていたが、五月にあったオリエンテーション旅行には参加できなかった。血圧を測ると上が八十台と低かった。アトピー外来でかかっていた大学病院の一般診療科でも診てもらった。検査結果は異常なし。神経精神科で診てもらうように言われた。そこでは休息が必要だと言われた。坑うつ剤を処方されたが、精神的には元気だった。むしろ学校に行きたかった。

起きられたら、午後からでも学校に行っていたが、休める日数もぎりぎりになってきた。何より、高校のときは欠時数さえオーバーしなければよかったが、専門学校はそういう訳にはいかない。日々の課題を出さなくてはならなかった。七月ころには、これは今年も無理かなと思い始めた。

夏休みには、頚椎《けいつい》への低周波が効果的なのではないかと調べ、低周波治療に二か月ほど通ってみたがあまり効果はなかったようだ。

九月に入っても、起きられなかったり、起きられても具合の悪い日が続いた。先生からまた、休学を勧められた。学校には行きたかった。母は今年も休学させてくれるという。休む以外なかった。

また、衣装作り、デート、通院の日々が始まった。時を同じくして、自宅の一階に住んでいた祖母の認知症が悪化し出した。そのことにわずらわされることも増えた。

## ●●●● 母と先生の応援で前へ進む

二十四歳の四月、三回めの一年生が始まった。正直、あまり体調はよくなかった。それでも気持ちを新たにがんばろうと思った。しかし、気力だけではどうにもならなかった。すぐに休む日が多くなり、七月には欠時数をオーバーしてしまう科目が出てきた。せっかくやりたいことが見つかって、専門学校に入学したのに、全然前に進めない。くやしかった。

もうちょっとどこかでがんばれたのではないか？そうも思った。本当なら、三年で卒業していたはずなのに、三年たっても一年生すら終わらない。いつよくなるのかもわからず不安だった。

しかし、担任の先生は応援してくれた。

「あなたはお休みさえせずに来られたら、できる人なのだから」

そして誰より母が応援してくれた。まだ在学年数は大丈夫なのだから、時間がかかっても卒業するべきだと言ってくれた。山吹高校の時は学費が安かったので、一年延びてもたいした金額ではなかったが、専門学校となるとはそうはいかない。

「お金はあとからでもなんとかなるのだから、今はやりたいことの技術を身につけるべきだ」

確かに今学校を辞めたところで、できることもないと思った。そして私は、三回めの休学を決めた。その時、将来母に返せることといったら何だろうと考え、卒業してパタンナーとして就職することだと思った。あとは、祖母の在宅での介護が大変になっていたので、できるだけ家事を手伝おうと決めた。

そしてまた十月から、前年と同じく休学期間が始まった。年明けには、またリハビリとしてアルバイトをしようと思い、高校生のときに働いていたファーストフード店で働くことにした。自分のペースで、短期間でも雇ってもらえると思ったからだ。

四月になり、ドレスメーカー学院で四回めの一年生が始まった。今度こそと思いがんばって通った。四月は一日しか休まずに通えた。そのころ、祖母の認知症はますます悪化していた。それが原因で、家は居心地の悪い場所となった。イライラすることも多くなった。私は、自分のことだけでいっぱいいっぱいなのに、わずらわされたくないと思っていた。

私のことを心配した母が言った。

「家を出て一人暮らしをする？」

昨年から一人暮らしをしたいと母に話していた。でも、働いているわけではないから、お金もないし、専門学校を卒業するまではがまんしなければと思っていたので少し戸惑った。

「したいはしたいけど…」

「何がネックなの？」

私は家賃のことだと答えた。すると母は、家賃と生活費は出してあげるからと言った。ただでさえ、人一倍学費もかかっているのに、そんなに甘えてしまっていいのだろうかと思った。

しかし、私も限界だった。自分のことだけに専念できる環境は魅力的だった。母を残して家を出ることは、とても心苦しかったが、私は母が借りてくれた、自宅から自転車で五分のアパートに引越すことに決めた。

## ●●●● 一人暮らしを始める

キッチンとリビング、バスとトイレは別。壁紙とエアコンは新しく、とても気に入った。部屋が決まったら、家電などをすぐに揃え、ゴールデンウィークには住めるようにした。うれしかった。自分だけの空間は、掃除をしてもほかに誰も汚さないし、とても快適だった。

五月からは、そこで起きて朝食をとり、実家まで自転車で行き、母の作ってくれたお弁当を持って学校に行き、夕食はたいがい実家で食べて帰るという生活が始まった。正直、二十六歳にもなって甘えすぎという気持ちはあったが、私は自分のなかで病気を言い訳にして、今はまだ甘えようと思った。そして、早く学校を卒業して働くことだと思った。

一人暮らしを始めてからは、夜十二時ごろに寝て、朝六時過ぎに起きる日々。五月は一日欠席しただけで順調だった。土日は友だちと観劇をしたり、コスプレイベントに参加したり。遊びの予定がないときにはファーストフード店でアルバイトをした。

六月になると、就寝時刻はあまり変わらなかったが、起きられない日が増え、八日欠席、四日遅刻。課題は遅れ気味だったが、なんとか提出日に間に合うように、欠席した日でも自宅で製作を進めた。そして七月、四年めにして初めて、夏休み前までの課題を全て提出した。夏休み前、最終日のワンピースの発表会には、当日ぎりぎり間に合わせた。コスプレイベントに衣装を間に合わせる感覚だった。みんなと一緒に発表できたことがうれしかった。

そして九月が過ぎ、初めての後期がやってきた。十月から十二月は、一時間目からちゃんと行けた日が十一日。欠席や遅刻の日の方がずっと多かった。当然、課題は遅れ気味だったが、自分のペースで製作した。前期に比べて課題はむずかしくなったが、ジャケットやコート製作は、やりがいがあっておもしろかった。裏付きのテーラードジャケットができ上がった時には、達成感があった。

年が明けると、二年生との共同授業があった。一年生の体型に合わせて、二年生がパターンを引き、テーラードジャケットを作るという授業だ。今までは、休んでも自分の課題が遅れるだけだったので、人に迷惑をかけることはないしと思っていたが、自分がモデルであるし、そうはいかない。二週間で縫製までしなくてはいけなかったので、休まないようにがんばった。結果、一月は一日欠席しただけであった。二、三月もそのままの調子で、すでに欠時数が多くあまり休めなくなっていたこともあり、学校に通うことができた。

その冬、四年間つき合っていたAさんと別れた。何だか気持ちがすれ違っていると感じたし、不安になった。しかし、直接会っている時は楽しかったし、こわくて聞けなかったので、Aさんが帰ってからメールをした。別に嫌いになったとか、ほかに好きな人ができたわけではないが、恋人として好きな気持ちがなくなってきたようだった。すごくショックだった。何がいけなかったというわけではなかったと思うが、あんなに愛されていたのに、どうしてこんなことになってしまったのだろう、と思った。

泣いた。泣いた。わんわん泣いた。どうしていいのかわからず電話で母を呼んだ。しばらくして母はアパートに来てくれた。母に、Aさんとつき合っていたことから別れたことまでを話した。「おばあちゃんになっても一緒にいると思っていたのに」と言ったのを覚えている。「まぁ、人の気持ちというのは変わっていくものだからね」と言われた。話したら少し落ち着いた。何かがあって嫌われたわけではないから大丈夫だと思った。

しばらくは、学校にいても泣きそうになるくらい悲しかったが、学校は学校で大変な時期だった。欠時数も課題もギリギリだったからだ。いつまでも悲しんでばかりはいられない。私は左手の薬指にはめていた指輪を外し、課題に取り組んだ。しばらくは、指輪のなくなった指を見るとさびしかった。

## ●●●● 五年めにして二年生に進級

三月、最終締め切り日に、最後の子供服の課題を提出し終わった。ＯＫをもらった時、先生が抱きしめてくれた。「よくがんばったね」と泣いてくれた。私ももらい泣きした。その時、やっと一年生が終わったのだと実感した。そして、ここまで応援してくれた先生のためにも、あと二年がんばって卒業しなくてはと思った。

ドレスメーカー学院五年め。やっと二年生になれた。二年生になると、立体裁断など、また新しいことも習うようになった。一年間同じメンバーで過ごしたので、クラスメイトの顔と名前も一致し、少しは仲よくなっていた。パターンを引くのも、作品を作るのも楽しかった。

月に一回程度、コスプレイベントやライヴに行く以外は、学校中心の生活になった。休むこともあったが、なんとか課題はこなしていた。ジャケットのパターンなども引けるようになってきた。家に帰ってから課題をやることも多かったが、たとえ終わっていなくても、深夜までは極力やらないようにした。遅くまでかかって完成したとしても、翌日登校できなかったら意味がないと思ったからだ。コスプレの衣装も、作りたいものが思ったように作れるようになり、細かいところまでこだわって作った。三月には全ての課題を提出し、三年生に進級できることになった。今までに比べて欠席日数も少なく、順調な一年だった。この時はこの調子で来年卒業できると思っていた。

三年生になると、就職活動を始めた。一昨年から細々と続けていたファーストフード店のアルバイトは、お店の閉店を機に辞めた。三年生の授業は、服飾造形が中心で、就職活動優先のため、自分のペースで課題を進めるのが基本であった。課題の量としては、二年生の時より少なかった。私はパタンナーを募集している企業を探し、会社説明会や試験を受けに行った。エントリーシートを書いたり、やることはたくさんあった。朝起きられない日も多く学校も休みがちだったので、課題と就職活動と、とてもハードだった。就職活動の結果は思わしくなく、どこの会社も二次試験には進めなかった。

「六年間も専門学校で勉強しているのですか？」

「体調を崩して休学したのですが、今は元気です」

そんな嘘をついて、就職できるとも思えなかった。そして学校の欠席が多くなり、夏休み前にはもう厳しい状況になっていた。せっかく三年生になれたのに——。三か月前までは調子よく行っていたこともあり、かなり気落ちしてしまった。そんなとき、十年前から好きだったアーティストの歌をユニットの復活を機に、七年ぶりくらいに聴いた。落ち込んでいた私は、その歌声と歌詞から元気をもらった。家にいる時にはずっとＣＤ

を聴いていた。

「単純にがんばろう！　と思わされたのではなく、今の自分はすごくダメだけど、最悪まではいっていない、まだ大丈夫、どうにかなる」

歌は私を励ましてくれた。卒業して就職しなくては、と一生懸命になっていたのを、少し幸福レベルを下げようと思った。元気…とは言いがたいけれど、ライヴやイベントに行ける程度には元気があって生きているのだから、なんとかなると思えた。

夏休みには、今できることをやろうと思い、九月の初めにあるパターン検定の勉強を進めた。今年度の卒業は厳しいと思っていたが、今年受験しておけば、来年受験しなくてすむので、来年はその分ほかの課題に時間を使えると考えた。暑さの厳しい夏で、体力的にもつらかったが、検定対策の授業、そして当日もちゃんと受験することができた。しかし、がんばれたのはそこまでだった。

## ●●●● 四月になればきっと通える……

検定試験が終わると、欠席の日が続き、そこで四度めの休学を決めた。ここまで来たのだから、あと一年かけて卒業しようと思った。一人暮らしを始めてからは、初めての休学期間であった。実家にいる時には、あんまり遅くまで起きていたら注意されるという意識があった。早寝早起きを心がけなくてはいけないのはわかっているのだ。しかし、一人暮らしならば、誰もとがめる人はいない。学校やアルバイトの予定もない。そうなると、早く寝た方がいいことはわかっていても、自分の寝たい時に寝て、起きたい時に起きるようになってしまう。それが、自分にとって一番心地よいのである。すると、三時、四時に寝て、十時ごろ起きるというリズムになった。三時過ぎにならないと眠たくならないのである。

起きてしまえば元気なので、もしも学校が十三時からだったら通えていたと思う。眠たくないのに布団に入って、一時間も二時間も眠れないというのは苦痛である。翌日早くから予定がなければ、そんなことはしたくない。早くに布団に入って寝てみようとして、夕方まで起きられなかったら、活動できる時間が短くなってしまうのも不安だった。

起きていて深夜にしていることといえば、パソコンを開けてサイトを見たりだ。「夜は暗くした方がいい、パソコンやテレビの光はよくない」、そんなことはもちろんわかっていた。わかってはいたが、やりたいことをやっていた。十年以上睡眠障害で苦しみ、四度休学させてもらっても、睡眠第一にはなれないのである。しかし、このままではいけないと思い、十二月からはアルバイトを探した。短期で学生でもＯＫという条件で探すのはむずかしかったが、年末に家電量販店、翌年二月には、バレンタインのチョコレート販売をした。その二週間は、朝起きてアルバイトに行けた。ハードだったが、二週間限定だったので、朝早くから夜遅くまで働けた。

しかし、アルバイトの期間が終わると、また夜型の生活になった。そして毎年恒例、「四月になればきっと通える」と思っていた。

## ●●●●「好き」を仕事にしたい

二十八歳の四月、ドレスメーカー学院七年め、二回めの三年生が始まった。昨年度までは、三年間同じクラスメイトだったので、多少なじんでいたが、新しいクラスにはじめなかった。就職活動はもうしなかった。休んでいる間に、進路について考えていた。昨年まではパタンナーとして就職するのだと思ってきたが、はたしてそれが私の一番やりたいことなのだろうか？　と考えたら違うと思った。というのは、もともと作ることが好きでドレメを選んだが、六年たってもアパレル業界に興味が持てなかったからだ。店頭に並んでいる、流行の服には興味がなかった。作りたいものでなく、売れるものを作る。企業としては正しいかもしれないが、それを仕事としてやっていきたいのだろうかと疑問に思った。また、就職して、毎日朝から晩まで出勤することにも不安を覚えた。仕事なら行けるかもしれないが、それがいつまで続くのだろう。自信は持てなかった。では、私はなにがやりたいのだろう？　考えて浮かんできたのは、舞台や映像の衣装製作の仕事だった。観劇や映画鑑賞が趣味で、日常で着る服より、特殊な衣装に心ひかれていた。もし、衣装関係の求人があれば応募して、それ以外の就職活動はするまい。就職できなくても、自分で好きな仕事がしたい、そう思った。

それにしてもとにかく卒業しなくてはと思ったが、起きられない日々が続いた。眠たくなるのが四時や五時なので、六時半にはとても起きられなかった。四月、ちゃんと朝から行けたのは四日間だけ。五月になっても同じ調子で、朝から行けた日の半数は、前の日からずっと起きていてそのまま通った日であった。寝たら朝には起きられない、とにかく休まないようにしなくてはと思ってのことだった。

そんな調子なので、たとえ朝学校に行けても、たいてい教室に着いた時には限界で、机に突っ伏して寝ていることが多かった。午前の授業が終わったのにも気づかず寝ていた時は、目を覚ますとお昼休みになっていた。先生もクラスメイトも、起こしはしなかった。家で寝ていたら欠席だが、学校で寝ていれば出席になると思って登校していた。一、二年生の時のように、遅れているからといって放課後課題をやろうという気にもならなかった。

夏休み前には前期の欠時数をオーバーしてしまい、これからほとんど休まずに行けば、卒業できなくはないかもしれないと思うくらいになってしまった。夏休み明けからはがんばろうとは思っていたが、九月に入って初日から登校できなかった。「もう、無理だ」と思っていた。アウトとなって早く楽になりたいと思った。そんな状態の時は、遊びに行ってもどこかすっきりせず、心から楽しめなかった。

九月、全く登校できず、もう今年度の卒業はむずかしくなった。年度始めには、今年で最後のつもりであったが、在籍可能年数はあと一年ある。母とも話し合い、「ここまで来たのだから卒業したい」「来年一年でなんとか卒業したい」と思った。そして、五度目の休学をすることになった。先生に休学を告げるのは、毎年つらい。今年も連絡をしたあとに、一人で泣いた。でも、休学を決めてからはすっきりした気持ちで遊べるようになった。

## ●●●● 私にしかできない生き方

翌年の三月までせっかくまとまった時間があるので、今まで学校がある時にはできなかったことをしようと都内のアトリエでアルバイトをした。インターネットに募集が出ていたのを見つけたのだ。そこでは、映画やテレビの衣装などを製作していた。そこで、初めてこういうアトリエがあることを知った。学校の就職部やホームページにはない情報だったからだ。そこで、実際に舞台などの衣装の仕事をしている方のお話も聞けた。私はこういう仕事がしたいのだ、とぼんやりしていたビジョンが、少し明確になった。自分が少しでも関わった衣装をテレビで目にした時はうれしかった。好きなことならやっていける、きっとなんとかなる。まだ、実際働いてみないことにはわからないが、長い長い時間をかけて、ようやく私は自分のやりたいことを見つけたのだと思った。

現在、三十歳。学生生活二十三年目である。桜蔭学園に入学した時には、こんなに長い学生生活になるとは思ってもいなかった。いや、そもそも中学、高校、大学以外の道はなかった。同年代の友だちのほとんどは社会人である。みんな働いて、そのお金で生活して遊んでいる。うらやましいと思わなくはない。社会人の人は学生がうらやましい、なんて言ったりする。確かに夏休みも長いし、働かなくてもいいと思われるかもしれない。しかし、友だちと同じように（自分の可能な範囲内ではあるが）遊んでいる私には、ずっと親のお金で遊んでいる罪悪感がある。私だって、働いて、自分のお金で遊びたい！

そう思っているのだ。

しかし私は、今までの自分の人生をまったく後悔していない。人より多くの時間はかかってしまっているが、全部必要なことだった、無駄ではなかったと思っている。桜蔭中学に行かず、近所の公立中学に行けば、体調を崩すこともなかったのではないか？確かにそうかもしれない。しかし、桜蔭中学に行ったことは、私に勉強ができるという自信と、学力をくれた。山吹高校に入ってからは、あまり勉強しなくなってしまったので、私の学力としては高校一年生あたりがピークだったかもしれないが、それでもある程度の一般常識はあると思えるのは桜蔭に通ったおかげだ。

山吹高校の六年間は、進路についていろいろと考える時間だった。職業の適性検査などを学校で受けても、能力的にはあなたは何でもできますと言われた。事務的なこともテキパキとこなす自信はあったし、接客業も好きだったし、私にできる仕事はたくさんあると思っていた。そのなかで、私以外の人でもできる仕事なら、その人たちに任せておけばいいと思っていた。

私は、私にしかできない仕事がしたい。そして好きなことが仕事になれば最高だ。そう思ったのが高校生の時だった。だからというわけでもないが、高校生の時はいろいろなことに関心を持って取り組んだ。マンガ、音楽、衣装作りなど、さまざまやってみては、これは違うと思いながらも見つけた洋裁。そういえば、小さいころから、ものづくりが好きだった。これならずっとやっていける、そう思った。それを見つけるのに、高校の六年間が必要だったのだと思っている。

専門学校に入ってからは、洋服を作ることが好きなのだと確信した。課題とは別に、約十年間で、百着ほどのコスプレ衣装を作った。ふだん着れるわけでもない服を、時間とお金をかけてこれだけ作ってきたのは、作ることが好きだからだ。すんなりパタンナーとして就職できていれば、それはそれでよかっただろうが、時間があったことで、本当に私がやりたい仕事について考えることができた。

あと一年できっと卒業できる。コスプレ衣装も、イベント当日にぎりぎり間に合わせてきた。山吹高校もぎりぎりの六年間で卒業できた。専門学校もぎりぎりで卒業できる。そう信じて、学生生活最後の一年を、将来のことを考える一年として過ごしていきたい。

### ●●●● 私を支えてくれる人に感謝して

最後に、こんなにわがままでぜいたくな人生が送れているのは、母のおかげであると感謝している。つらい時も、楽しい時も、いつもそばにいてくれた。私のことをいつも思ってくれている大好きな母。一番近くでお互いを見ている存在だと思っている。あともう少し、甘えさせてください。それからは、恩返しできるようにがんばるからね。

友人との約束や、仕事の予定があれば、たいがい朝早くても起きられる。でも予定のない日はともかく、学校のある時になぜ起きられないのか？

十五年こんな調子だと起きられないことに慣れてしまっているのだろうか？　がんばれば起きられるのか？　どこまでが自分の意志でどうにかなることで、どこまでが自分の意志ではどうにもならないことなのか？

自分でもわからない。

うるさい目覚まし時計をベッドから離れた位置にセットし、携帯のアラームも十数回鳴らす。それでも、眠たいときには眠気には勝てない。目覚ましと違い一定時間で止まるアラームなど、鳴っていてもまったく気がつかない。起きなくてはと思い、鳴った目覚ましを十分後にかけ直す。かけ直してすぐにまた眠り、十分後またかけ直す。それを繰り返すうちに、一時間、二時間と過ぎていく。調子のよい時には六時間睡眠くらいで非常にうまくいく時もある。しかしたいてい二、三週間くらいしか続かない。

三時間睡眠の日が三日続いても、二十四時間以上活動していても眠たくならない時もある。一日に二十時間近く寝てしまうこともある。

自分の意志で睡眠をコントロールしようとするのは、大変むずかしいことだ。

自分でもよくわからないことを、他人に理解してもらうのはさらにむずかしい。休みがちになるとクラスメイトとはなじみにくい。そのせいもあってか、学校は勉強をしに行くところだからと、あまり学校に友だちは求めなくなった。現在の友人は、ほとんどが趣味を通じて知り合った人だ。

いまだに学生の私にとって、考えや視野を広げる意味でも、さまざまな職業の友人がいることはありがたいことだ。

ほとんどの友人が、私の睡眠障害のことを知らない。朝寝坊をすることは誰にでもあることかもしれないが、それがたまにではなく、生活に支障をきたす頻度であったり、二十四時間以上眠り続けてしまうと言っても、そうそう理解されないのではないか。たんになまけているのだと思われるのではないか。

そう思うと、よほど親しい人でないとこわくて話せない。

しかし、一般的な生活リズムに合わせて睡眠が取れずに苦しんでいる人がいる、ということを知ってもらいたい。

これからも朝起きて、夜眠る努力はしていこうと思う。それでも、きっと調子のよい時と悪い時の波があって、年中うまくはいかないかもしれない。毎日通勤するのがむずかしいのなら、自分の活動できる時間内で働くしかない。

自分のがんばれる範囲で仕事をしていくしかないと思っている。好きなことを仕事にすることで、そのがんばれる範囲が広がると信じて——。

# 第4章 子どもが教えてくれたこと

## 地域で子育て支援

自宅の新築を機に、それまでとっておいたベビーカーや、子どもの衣類、おもちゃなどを処分しました。

四月に娘が桜蔭中学に入学し、八月には新居への引っ越し。一息ついた私には、やりたいことがありました。子どもの魅力を知ってしまった私は、まだ子育てに未練があります。これからの人生、「子どもと関わる仕事をしていきたいなあ」と保育ママ（家庭福祉員）をいずれはやりたいと思い始めていました。退職して家庭に入り、子育てに専念できたことは大変恵まれた環境であったと感謝していました。

一方、働くことへの未練もあったのだろうと思います。時々、幼い娘を連れて会社にいる夢をみることがありました。四十歳手前でしたから、再就職もできるかもしれません。けれども、十三年も専業主婦であった私に果たしてできる仕事があるでしょうか。持っているのは中・高の教職免許だけです。私にできることは何だろう。そうだ、私の再就職がむずかしいなら、せめて子育てを続けながら、働いている女性たちの力になれないだろうか。たった一人ですが子育ても実際に経験しましたし、近所の先輩ママや育児仲間に助けてもらった経験を、今度は私がお返しする番だとも思いました。そして幸運なことに志があれば、チャンスはこちらへ近づいてきてくれました。

一九九六年の二月、三月に、厚生労働省のエンゼルプランにおけるファミリーサポート事業の一環として、「保育サービス講習会」（働く女性の仕事と育児の両立を目的に女性労働協会が実施）が、私が住んでいる武蔵野市で開催されることを知りました。保育の資格がなくても、この講習会をすべて受講すれば、働くお母さんの子どもの保育園へ送迎や、家で預かることもできるようです。保育の初めの一歩を踏み出すのに、なんと私にラッキーな講習会なのだろうと、すぐに申込みをしました。

幼い子どもがいても受講できるこの講習会は受講希望者がとても多かったそうです。修了後、保育サービスを提供する意思が本当にあるかどうかの確認も事前にありました。

もちろん、私はすぐにでも活動したいと意欲満々でした。講習会の内容は保育サービスの心構え、乳幼児の発育発達、健康管理、世話と看護、心の発達とその問題、子どもの遊び、栄養・食事、子どもの世話など、専門的な内容が盛りだくさんでした。テキストは三百ページ近くもありました。娘が生まれる前に、これだけの知識があれば、もっと上手に育てられただろうにと、ちょっと残念に思いました。

三月上旬、講習会は修了しました。すぐに子育て支援活動ができるものと私ははりきっていました。ところが「この講習会は、保育サービスを提供できる人を養成することだけが使命で、これからの活動は、修了生のみなさんがそれぞれ考えて、進めてください」といわれ、なんとも私が思っていたこととは違っていました。

あっけにとられている間もなく、修了生たちは自分たちで何とか活動する組織を作ろうと、何度も何度も話し合いをしました。年齢層も二十代から六十代と幅広く、受講の動機も保育の考え方もさまざまです。講習会の最中は互いに話す時間もありませんでしたので、その後の話し合いで、それぞれの考えていることを出し合いました。そのなかで、活動の具体的な方向や方法に賛同する人たち二十三人が揃い、七月、利用会員と協力会員による相互会員制『保育サービスひまわりママ』を立ち上げました。武蔵野市内の人たちばかりとはいえ、二十二人の仲間はこれまで全く面識がなく、ここで初めて出会った人ばかりです。

けれども、今すぐにでも、子育て中のお母さんたちの手助けをしたいという熱い思いでつながり、それを大きな原動力として、子育て支援をしていく組織を作りあげようと動き出しました。個々の力は微力でも、みんなが力を合わせればできるはずです。大役を引き受けてくれた会長が、自宅を団体の所在地に提供してくれました。会長の持つ携帯電話一本が事務局です。資金は、入会金二千円、年会費三千六百円の協力会員二十三人分十三万円足らずです。大輪のひまわりとはほど遠いヨロヨロひまわりは立ち上がりました。

「楽しい子育ていっしょにしましょう。ひまわりママが応援します」とリーフレットには大輪のひまわりの心意気を掲げました。

## ●●●● 保育資格にチャレンジ

私は、何度かの集団保育を経験したあと、九月から一歳になったばかり子どもの保育を担当することになりました。利用会員番号一番の女の子です。夕方保育園にお迎えに行って、私の自宅で預かります。お母さんから預かっているおやつを食べて、遊んでいると、七時過ぎにはお母さんか、お父さんが迎えに来てくれます。保育園は私の家のすぐ近くですので、ゆっくり歩いて、ありんこをみつけてはしゃがんでしばらく見ていたり、犬が通りかかれば立ち止まりながら、子どもとの時間を楽しみました。雨の日はおんぶで、雪の日はママコートを着て、子どものぬくもりを感じていました。娘は体調を崩し始めたころでしたが、子どもが我が家にいる夕方のわずかな時間は、笑い声のする楽しいひとときでした。

子どもの大事な生命を預かるのですから、講習会を受講しただけの知識では、不安を感じていました。さっそく、文部省認定通信教育保育講座で勉強を始め、翌一九九七年夏の東京都保母資格試験を受験しようと決心しました。試験科目は八科目もあり、実技試験もあります。三年間で八科目を合格すればよいので、私は、三、三、二科目の取得計画を立てました。

四十歳の挑戦はそう簡単にはいきません。覚える量よりも忘れる量の方がずっと多いのです。スクーリングにも、東京都の事前対策講座にも、家で寝ている娘にお弁当を残して通いました。若い受講生と一緒に学ぶことは内容がむずかしくても楽しいものでしたし、その間は娘の心配事も頭から離れていました。

『ひまわりママ』の活動も、事務局の仕事と保育の両方で、忙しさを増してきていました。

娘も中学三年生を無事終えられるかどうかの時期にありましたし、心筋梗塞後自宅療養していた姑は、糖尿病性網膜症を発症し、目が不自由になっていて、生活に援助も必要になっていました。勉強するのは、寝る前のほんの数分だけ、テキストを広げても、一ページも進まないうちにまぶたは重くなります。六月になっても勉強はほとんどできていません。「もう無理、あきらめよう。やめて誰かに迷惑がかかるわけでもないし」という気持ちが出ることもありました。

けれども、これまでかけてきた通信教育とスクーリングの費用が無駄になってしまうと思うとくやしくてなりません。娘もちょうどそのころ、桜蔭高校から新宿山吹高校へ移って高校を続ける決心をしたところです。私も負けてはいられません。試験は一か月先にせまっていましたが、私は再挑戦する決心をし、マークシート方式の静岡県保母試験五科目を受験しました。思いがけなく、手応えがあり、保育実習の筆記試験もうまくいきました。一か月後に実技試験があります。すっかり慌てて、夏休み返上でピアノの練習に励むことになりました。娘に習いながら、課題曲三曲を必死で練習しました。娘のピアノの先生にもお願いしてレッスンしてもらい、なんとか八割ぐらい、弾けるようになりました。

しかし度胸はある方だと自負していた私は、試験官の前でこんなにも上がってしまい、指が動かなくなるとは思ってもいませんでした。これはだめだととっさに出た言葉は、「最初からもう一度弾き直します」です。四十歳のおばさんのなんともずうずうしいこと。

実技試験から一か月ほどはピアノを見ることさえいやで、近づくこともできませんでした。こんな状態では、来年三度めの挑戦をすることなど考えたくもありません。「やるだけやったのだから、結果はもうどうでもいいや」と思っていました。

十月一日、試験の結果が雨に濡れてふにゃふにゃになった封筒で届きました。五科目中三科目合格していれば上出来と思いながら開けた封筒から出てきたのは、「保母資格証明書」でした。

思いがけないことに、私は棚からボタもちだと小躍りしました。三か年計画は二年で終了。まだまだおばさんにだってやれる、そんな自信も得ることができました。バンザーイ！

## ●●●● 広がる『ひまわりママ』の活動

保母資格（平成十一年より保育士資格）を取得したからといっても、保育の経験を現場で積んでこその保育士です。ひまわりママでは、事務局の運営活動が私の主な仕事になっていたので、実際に保育の現場へ行くのは、緊急の依頼や協力会員が誰も見つからない、都合がつかない時だけに限られ、「こんなはずではなかった、私自身が保育をしたかったのに」と裏方に回らざるを得ない日々を不満に感じることもありました。

けれども、保育の現場に行く人ばかりが多くても子育て支援活動はできません。今、私に与えられた役割は、組織を運営していくことだ、個々がバラバラにはできない活動だからこそ、団体を作って力を合わせてやっているんだと初心に帰りました。

今でこそ、行政は国をあげて子育て支援に力を入れるようになりましたが、微力な主婦の任意団体が地域の子育て支援の声をあげた時には、「母親が子育てするのは当たり前、昔からみんなやってきたことだ」と社会の、とりわけ男性には、容易に受け入れてはもらえませんでした。

子育て中のお母さんからの助けてほしい、手伝ってほしいコールは、二十四時間、三六五日ひっきりなしに続きました。「保育園の送迎など一時間の利用」から、「病気で保育園を休んでいる子どもの十時間にも及ぶ保育」「お母さんが具合が悪くて、子どもの世話を頼みたい」「病院に同行してほしい」「ほかに手伝ってくれる人がいない」などと、子育ての場面で生じるニーズは、想定していたよりも多種多様で、利用会員は増える一方でした。

もう小さな任意団体で担える活動ではなくなってきていました。行政に補助を頼むにも実績を数値で示さなくては相手にしてもらえません。社会的にも認められ、安定した活動を継続していくために、連夜遅くまで検討を重ね、成立したばかりのNPO法に従って、特定非営利活動法人として法人格を取得する方向に動き出しました。東京都の手引書に従い、頭をかかえながら、申請書類を作成しました。専門家の手も借りずに、自分たちの言葉で作成した拙いものでしたが、初回の申請で、三か月後にNPO法人として認証されました。これによって行政からの補助も、助成事業も増え、認知度も上がりましたが、社会的責任はますます重くなり、継続していくむずかしさに追い立てられることになっていきました。

## ●●●● 子育ての助け合い

『ひまわりママ』は、協力会員のほとんどが、それぞれ家庭をもっており、小学生の子どものいる人から、孫のいる人まで、百人ほどが活動していました。利用会員は五百世帯近くもあります。活動の仕方もさまざまで、利用会員の依頼に応じて、活動できる協力会員が、保育にあたるという具合です。もちろん、定期的な保育は、協力会員も担当が決まっていることもありますが、協力会員も生身です。都合のつかないこともあります。それをほかの協力会員がともに助けあいながら、利用会員の依頼に応えています。

託児付きの講座やイベント、スポーツ教室などの集団保育も多く、大きな催しの時には、協力会員が四十名も必要なこともあります。個人保育や集団保育のほかにも、ひろば事業としてオープンルーム、親子クラブの開催、武蔵野市のテンミリオンハウスあおばの運営、委託事業としてひとり親ホームヘルプサービス事業、産前・産後支援ヘルパー事業、病後児保育室の運営などと、子育て支援のニーズに応えていくうちにどんどん事業は拡大していきました。

私が主に活動したのは、立ち上げから八年間ほどでしたが、この間に出会った多くの子どもたちから、私は育ててもらいました。限られたわずかな時間であっても、目の前の小さな人とどうすれば一緒に幸せな時間を過ごせるか、いつも考えていました。小さい人たちに私と過ごした記憶はほとんど残らないでしょう。けれども、その子の時間の一瞬に関わったことは、まぎれもない事実です。何気ない言葉のやりとりや遊びのなかで、私も心から真剣に向き合わなければ、小さな人には見破られてしまいます。

「楽しかったね。また遊ぼうね」

小さな人から先に声をかけられた時の喜びはこたえられません。お母さんからの「ありがとうございました。助かりました」の言葉にもまして――。

元気に遊べる子どもばかりではありません。むしろ、体調の悪い子どもと過ごすことの方が多かったかもしれません。病気の時、一番そばにいてほしいのは、大人でさえお母さんかもしれません。病気の子どもを預けて、仕事にどうしても行かなければならないお母さんの気持ちも痛いほどよくわかります。私が、お母さんの代わりをすることはしょせん無理な話ですが、体調も機嫌も悪く泣いている子どもを抱っこしたり、なでたり、さすったりしながら、「眠るのが一番の薬だよ」と眠りにつくのを待ちました。

家には、朝なかなか起きられない娘を置いて出てきている私が、人さまの子どもを一生懸命寝かせようとしている自分に、おかしくなることもありました。体調の悪い子どもや、寝ぐずって泣いている子どもを、すうっと眠らせてしまうのが、いつの間にか、私は上手になっていました。

穏やかな顔をして眠っている子どもの顔を見ていると、ふと幼かったころの娘を抱いているような錯覚に陥ることがありました。

●●●● 山吹高校の保育室

この年から、娘は桜蔭高校をやめて新宿山吹高校に通い始めていました。娘の体調に合わせて学べる高校が見つかって、私の心にも余裕ができていたのかもしれません。ひまわりママの活動が広域化し、新しい事業も次々と増えて忙しくなる毎日に、私の頭の中で娘の心配はずっと小さくなっていきました。

そんな私に十二月のある日、娘は思いがけない朗報を学校から持って帰りました。

「高校の通信制スクーリングの保育士を急募している張り紙があったよ。資格あるんだから、母さんどうかなあと思って」

娘は娘なりに、アンテナを張っていてくれたことが、とてもうれしく、さっそく履歴書を持って面接を受けました。通信制の生徒のお子さんを預かる土曜日だけの保育室です。東京都の臨時職員として働くため、有資格者でなければなりません。保育士としての経験は児童館のアルバイトしかありませんでしたが、欠員があってよほど困っていたのでしょうか、翌一月から採用されることになりました。

山吹高校保育室は一歳を過ぎた子どもから就学前の子どもまでを、お母さんが授業を受けている間、預かります。娘よりも若い十代のお母さんも多くいます。学業半ばで子どもを授かり、出産、育児で中断はしたものの、やはり学びたい意志と、高校卒業の資格を取りたいという大きな志に、私は胸をうたれました。早朝、幼い子どもを連れて、荷物をかかえ、抱っこや、ベビーカーで電車に乗って、学ぶために通ってくる若いお母さんたちのたくましさに感動していました。冬は厚底のロングブーツ、夏はミュール、服装は渋谷で見かける若い女の子と変わりありません。

「お待ちしていましたよ。朝からお子さん連れて出てくるのは大変だったでしょう。大丈夫、ちゃんとみてますから、授業に行っておいで。始まっちゃうよ」

高校生のお母さんに声をかけながら、私はもう小さな子どもに手を伸ばしていました。ひまわりママの活動では、働いているお母さんだけでなく、あらゆる子育て中の人たちを支援しているつもりでしたが、学びながら子育てしている人は視野に入っていませんでした。どんな困難があっても、支援を受けながら、一生懸命子育てしている人たちの姿に私はどれだけ励まされていたかわかりません。

## ●●●● 心のカサカサをなくす子どものパワー

姑の認知症が進み、家を空けられなくなった時にはひまわりママの活動がほとんどできなくなってしまいました。小さな子どもたちとの時間を失った私は、羽をもぎとられたかのように意気消沈し、自由にならない日々に悶々としていました。子育てとは異なって、介護はこの先いつまで続くのか、どんな状況になっていくのか、まったくわからず、私は出口の見えない暗いトンネルに迷いこんでしまった大きな不安でおしつぶされそうになっていきました。

そんな日々が三年ほど続いたあと、私は隣市のこども園で土曜日だけの保育に就くことができました。夫が休みの土曜日だけは、平日の介護から解放されたいと強く思ったからです。週一日とはいえ早朝から夕方までの保育は、一歳から五歳児までの合同で、五十歳を過ぎた身体には、かなり大変なことでした。翌日の日曜日はダウンしてしまうこともよくありました。けれども、経験豊かな保育士のみなさんに支えられ、どんなに細かいことでも教えを請いながら必死で取り組みました。年上の新人保育士を暖かく仲間に入れてくださったことに感謝の気持ちでいっぱいです。

現場で子どもたちと共に過して経験を積んで学ぶのが、やはり保育の基本だと感じていました。週一日だけでも、子どもたちとふれあうことができるようになると、私の心のカサカサは少しずつ小さくなっていくように感じられました。人生経験を積んだ先輩たちから学ぶことはもちろんたくさんあります。苦労を乗りこえてきた人たちにはたくましさとやさしさがあふれています。人は人に学ぶという考えに私もそう思います。

それに加えて、私はまだこの世に生まれて間もないたくさんの新鮮な生命＝子どもたちからいただくものの大きさに気がつきました。新しい生命は人の意思ではない自然の奇跡でこの世にあるものだとすると、子どもはより自然に近い存在なのかもしれないと思うのです。心が折れそうな時、山や海、空や満天の星、風の中に身をおいて自然にふれると癒されるのに似ています。

思うように快復しない娘の体調と、姑の介護にくじけそうになる私を支えてくれていたのはまぎれもなく、出会った子どもたちのパワーでした。

翌年五月、姑が専門病院に入院したことで、長い在宅介護は終わりました。夏までは後始末や、整理に追われ、私も心身の疲労がたまっていたのでしょう、気が抜けたようになっていました。快復してくると、平日の自由になった時間を、やはり子どもたちと過ごしたいと思うようになってきました。

## ●●●● 子どもの自ら育つ力を信じて

五十歳を過ぎ、短期間ならやれるかしらと夏季アルバイト保育を近くにみつけ、保育士として働き始めました。午後三時から六時半までの三時間半です。0歳から二歳児までを預かる、家庭的な暖かさをもった認可保育園です。夏季アルバイトの予定で入ったはずでしたが、請われるままに非常勤保育士として、続けさせてもらっています。

午睡から覚めた小さい子どもたちが、私を見つけて、満面の笑みで膝にのぼってきたり、歩き始めたばかりの足で近づいて、あいさつをしてくれると、もう私はメロメロです。一度経験したら、この幸せな仕事はやめられなくなります。人は生まれながらにして愛される輝きを内に秘めているものだとつくづく思います。

泣いても、怒っても素直な感情をぶつけてくるのはなんともかわいいものです。オムツの交換でさえ、「元気うんちくん、できたの、えらいね、よかったね」とほめたくなります。食事の介助もしかりです。「おいしいねぇ」は赤ちゃんでも表現してくれます。

夕方、お迎えの遅い子どもたちのゆりかごをゆらしながら、眠りにつかせるひとときは、私にとって至福の時です。安心しきって、眠りに落ち、かすかな寝息を立て始めると、「じょうずに眠れたねえ」と私も穏やかな気持ちになります。ゆりかごの中の小さな人が、三十年前の娘と重なって、子どもと一緒にいる幸せを再び実感できる保育という仕事に出会えたことに喜びでいっぱいになるのです。

そして子どもは、自分よりももっと小さい人にも幸せを分けています。もうすぐ三歳になる子どもが、四か月の赤ちゃんの横で、そっと背中をトントンしながら歌っています。

「〇〇ちゃんはいい子、とっても大事な子。お母さんとお父さんの宝もの。おじいちゃんとおばあちゃんの宝もの」

赤ちゃんも、トントンしていた子どももいつのまにか眠りに落ちていました。

娘が睡眠障害を起こして体調を崩した時期と、私が保育に出会った時期とは、ちょうど重なっています。なかなか思うように快復しない娘を家に残して、子どもの保育に出かけるのはつらいことでもありましたが、ひとたび小さな子どもを目の前にして、楽しく過ごそうと遊び始めると、もう娘のことは忘れてしまっていました。子どもたちからパワーをもらい、心癒されて家に戻ると、変わらぬ現実が待っているのは当然のことでしたが、私の気持ちは変わっていました。娘は今、少し疲れて充電中なのだ、エネルギーを蓄えたら、娘にもきっと何でもできる日が来るのだ、気長に待とうと、前向きに考えられるようになるのです。

出会ったお母さんたちの一生懸命に子育てしている姿から、学ぶことは多く、勇気ももらいました。そして子育てはそれぞれの家庭で異なっていて、どれが正しいというものもないと気づきました。あふれる子育ての情報に惑わされず、授ったわが子をよく見て、自ら育つ力を信じて自分の子育てをすればいいと思います。

「子育て支援」をしていたつもりが、実は私が、我が子（娘）の子育てを支援してもらっていたのです。世の中の一般的な子育てとは違っているかもしれませんが、私の子育てはやはり楽しくやりがいのあるものでした。その喜びにもう一度気づかせてくれた娘に感謝しています。

## ●●●● 娘の誕生

私は妊娠に気がついた時から、助産院で自然なお産がしたいと思っていました。そう望んでいても、何か異常があれば医療が必要になり、助産院での出産はむずかしくなります。私は妊娠六か月を過ぎたころ、退職して出産に備えました。

予定日より四日早く、二十二時間かけて娘はこの世に現れました。微弱陣痛でしたが、助産師さんに助けられて、本当に自然な満足のいくお産ができ、快復も早く、四日めの朝には自宅に戻りました。

守り育てるべき小さな生命を目の前にした時から、私は頭で考えている余裕などなく、ぐっすり眠ることさえできない日々を無我夢中に過しました。

「今、私が娘のためにしてやれることは、何でもしよう」

私は愛しい娘に必要とされている自分自身の存在価値に気がつきました。生まれて間もない娘も私とは別の人格をもった一人の人です。対等な存在として、互いに尊重してつきあっていこうと思いました。

人はみんな違っているのが当たり前です。違っているからおもしろい、違いを認めれば「比べる」ことをしないですみます。

ありのままの娘を受け入れよう。そして自分のなかに「理想の娘」をつくらないと決めました。

子どもは自分で考え、意思決定する。それが自立につながることだと考えていました。

こんなふうに娘とつきあおうと頭ではわかっていても、私も完璧な母親ではありません。娘との関係がよくても失敗したことはたくさんありました。親の生活リズムで引っぱり、夜更かしや朝寝坊をすることがあり、偏食もありました。アトピー性皮フ炎が一歳ごろからみられたので、食物や掃除に私が神経質になっていたせいか、食べこぼされるのがいやで、食事を口に運んでしまい、自ら食べようとする意欲をそいでいました。

親の都合で、困ること、好みでないこと、時間がないことを理由に十分やらせない、待てないこともあったと思います。

また、娘なりの理屈も相当なものでした。おもらしをとがめてお尻をたたこうとすると、「お尻はたたくところじゃないよ。うんちするところだよ」と二歳の娘は泣きながら応戦しました。

幼稚園の鉄棒がいやで、「鉄棒ができない子が、世の中には一人くらい、いるよ」と言って先生を困らせていたそうです。娘に聞くと、鉄棒が冷たいのと、地面に落ちるかもしれないのがいやだったと言います。室内用の鉄棒を買ってやると、すっかり気に入って得意になりました。

子どもをありのままに受け入れると、心の中に理想の娘は出現せず、私は穏やかでいられました。お互いの気持ちや要求がぶつかることもありましたが、たいていは話し合いで解決できていました。こんな母娘関係で中学受験を終え、娘が桜蔭中学に合格した時には、子育ての第一ラウンドは終わったという大きな満足感がありました。

## ●●●● 子育て第二ラウンド

ほっとしたのもつかの間、わずか二年後、思いもよらない、子育ての第二ラウンドが突然始まりました。私は娘をよくみていなかったのでしょうか、朝起きられない予兆に気がつきませんでした。なかなか目覚めない目の前の娘が、これまで育ててきた私の娘だとは信じられないほど、私は混乱していました。幼な子を育てた第一ラウンドの無我夢中の日々とは比べものになりません。

「いったい娘に何が起こっているの？　この先どうなるの？　何をすればいいの？」

「今、私が娘のためにしてやれることは、何でもしよう」などと悠長に考える余裕などありません。何とかしなくてはと、三か月間私は必死でした。睡眠障害ということがわかり治療の道が見えてくると、私は朝起きられない娘をようやく受け入れられるようになりました。すると、「今、私が娘にしてやれることは何か」を落ち着いて考えられます。

起きて活動している時を表舞台、表舞台を支えるために眠っている時を裏舞台とするならば、私が娘にしてやれるのは娘が表舞台に上がっている時だけです。裏舞台は娘自身にまかせるしかありません。娘が表舞台にいる時には、私にできることは精いっぱいしました。まわりの多くの人たちにもずいぶん助けてもらいました。睡眠のコントロールは娘の意思の力ではなかなかむずかしいことでしたので、早い時期に娘はそれを悟り、受け入れざるを得なかったと思います。

幼い時から自分の頭でしっかりと考え、自分の意思で行動できる娘だと思っていましたので、治療の努力も学業も好きなこともあきらめずに続けられると信じて見守りました。

一般的な学校ルートから外れて何年も遅れてしまっていますが、娘はけっしてそれを恥じたり、自分を卑下したりすることはなく、好きな仕事でいつか自立できる日をめざしています。

娘のそんな姿を見て、私は子育ての第二ラウンドにも自分が満足していることにようやく気がつきました。睡眠障害という困難があっても、娘とのつきあい方は、出会った時から三十年近く、ずっと変わってはいないのだと今さらながら思えてくるのです。

## ●●●● 母のことば

私が苦しんでいたのは、周囲の目だったと思います。第一ラウンドでは、私自身に達成感がありました。けれども第二ラウンドでは、娘を朝起こすことさえできない、学校へも行かせられない、高校、大学という一般的な学校ルートから外れてしまいました。娘を必死で育ててきたはずなのに、第二ラウンドの評価はつらいもので、それを心に封じ込めていました。

朝、おしゃべりしながら登校する近所の女子中高生や、はじけるような笑顔で楽しそうにしている制服姿の学生を目にすると、目覚めない娘を家に残している私は、よく涙が出ました。無意識に「比べる」をやってしまっていました。

医歯薬系の大学受験専門塾、家庭教師のアルバイト募集、卒業式用の貸衣装の案内、結婚紹介のダイレクトメールや、電話の勧誘も私には不快なものでした。

「娘さんはおいくつ？」「じゃ、高校生ね」「大学生ね」「もうお勤めね」「もう結婚されてるの？」

他意はなくかけられる言葉なのに、正直には答えられない私は、これを世間から向けられる私の子育ての評価ととらえてしまっていました。

世の中には、さまざまな事情で学校に行けなかった人、行けない人がいます。けれども誰もが学びたいと願うかぎり、自分に合わせた方法で、自分のリズムで学んでいいのだと気づいた時、私の心は平穏になりました。

家計簿からは「教育費」が消えそうで消えません。けれども一人娘の子育てに三人分の教育費をかけて、子育てを長く楽しんでいると思えばいいだけのことです。二十六歳の春、娘を家から出す時、私は満期になった成人保険を渡しました。

「結婚する時のために用意してたけど、これで必要なものは揃えなさい」

親がかりの一人暮らしは、甘やかしだと批判もあるでしょう。けれども、子育ての第二ラウンドの終わりが見えてきた今、経済的に自立できるまでは、できるかぎり娘を助けていきたいと思うのです。

「たった一人の娘、時間もお金もかかるやろうけど、してやれることがあるのは幸せなことよ」

母の言葉がやっとわかるようになりました。

## ●●●● ねむりひめの目覚め

朝起きられない娘に何が起こっているのか、それを知りたい一心で、私は一生懸命調べました。

ヒトは生まれた時から体内時計をもっていて、それが成長過程でそのヒトの生体リズムを形成していくそうです。乳幼児期から早起き早寝、三度の食事、日中たっぷり戸外で遊ぶことで、しっかりした生体リズムをもつ、性能のよい体内時計を得ることが、将来の社会生活に適応していくためにとても大切なことだそうです。

娘の生体リズムは小学生の間は、学校生活リズムにも合わせることができていました。ところが、中学生になってからの生活リズムは大きく変化しました。この変化に「身体の時刻合わせ」がついていけなくなりました。入眠が習慣的に遅くなり、しかも朝は学校へ行くために、睡眠を強制的に中断しなければならないうえに、睡眠時間は十代の娘にとって十分ではありません。これを毎日、二年以上も続けていました。途中、夏休み等で十分睡眠をとっても、また学校が始まれば同様です。

睡眠はヒトが生きるために備わっているプログラムで、なかでも発達段階にある世代では、特に重要な役割をはたしているそうです。体温調整、ホルモン分泌、自律神経機能にも大きく影響します。娘の低体温、低血圧、自律神経失調症、甲状腺機能低下症、アトピー性皮フ炎の悪化、どれも睡眠障害が関係していると思います。

娘の睡眠障害は、睡眠相後退症候群といわれる、睡眠覚醒リズム障害のなかで最も多いタイプのようです。夜寝つかれず、朝起きられない状態で、睡眠時間帯が普通よりうしろにずれています。睡眠の質はほぼ正常なので起きてしまえば、普通に活動できます。けれども、社会生活（学校生活）にはとんでもなく大きな支障をきたします。

朝起きられない日が始まったころは、私も大変混乱していましたが、三か月もしないうちに、娘の症状を睡眠障害と疑い、すぐに専門医を受診させることができました。けれども診断に二か月、治療を始めるのはさらに二か月を要し、改善はなかなかみられません。睡眠は個人差が大きく、しかも自分の意思の力で変えることはとてもむずかしいそうです。娘はよくこう言ってました。

「眠気（泣く子）と地頭には勝てない！」

日照時間の影響も受けやすいため、季節による波もあります。快癒したかのようにみえても、生活が夜間にずれてくると、また睡眠リズムも乱れてきます。十五年近く、何度も何度もそれをくり返す娘を私はそばで見てきました。

睡眠は生命維持装置です。娘は自分の生体リズムで生きていかなければなりません。どのように社会生活リズムと折り合いをつけていくか、それは本人にしかできないことです。そして十五年それをしてきた娘はベテランです。睡眠に関する研究や医療・治療法もこれから、ますます進んでいくことを期待しています。大切なことは、生き物としての自分の眠りの特性を知り、これにあわせて無理をせず、快適な睡眠を確保して生活を送ることだということを、私は娘の睡眠障害から学ぶことができました。

社会生活（学校生活）にも、多様な道があって、自分の生体リズムと折り合いをつけながら選択していくことができ、それを互いに認め合い、協力してくれる幸せな世の中に生きていることに心から感謝しています。

睡眠は年齢と共にパターンが変わってくるといわれています。娘も私も、医師から、「三十歳くらいまでは、この状況をくり返します」と聞いた時、三十歳ころには睡眠の様相が変わってくるのではと、期待的推測をしたのです。十五歳で「ねむりひめ」になった娘は、三十歳くらいになったら目覚めると、私は信じていました。

人は年齢を重ねると、夜間の睡眠は少なめになり、中途覚醒が増え、朝の目覚めが早くなるそうです。そうすると、自分のリズムと社会生活とのずれがだんだん小さくなって、五十代ともなると、ずれを感じなくなる場合が多いそうです。

二〇一二年、娘はついに三十歳になりました。「ねむりひめ」も確実に目覚めに向かっているのです。つらい日々から開放されつつある娘を、希望を持って見守り続けたいと思います。

子どもの健やかな成長を願わない親は一人もいません。朝目覚めて、日中は活動し、夜暗くなると眠るということは、あたりまえのことと誰もが思うでしょう。けれども、子どもの生体リズムを考慮しない生活習慣を続けて、大人の生活に巻き込んでしまったり、生活環境の大きな変化にあったりすると、そうではなくなることがあるのです。子どもは自分を守るために必ずＳＯＳを発してきます。娘が身をもって私に教えてくれたのですから、どの子も睡眠障害に苦しみませんように、そして「ねむりひめ」がけっしていばらの道を行かずにすみますようにと心から願っています。

## ●●●● ようやく言えた娘のこと

「お買い上げありがとうございました。まだ雪が降っているようです。お気をつけて」
娘はしっかりと私の目を見ると、少し営業用とも思える笑顔で、小さなチョコレートの袋を両手で差し出すと、ショーケースの脇のわずかなスペースで器用に身体を傾けて、頭を下げました。

その日は、午後から川崎で開かれる元夜間中学校教師の松崎運之助先生の講演会「わたしという宝もの」に出かける予定でした。明け方からの冷たい雨は朝九時を回るころにはみぞれに変わり、シャラシャラと音をたてていました。何も今日降らなくてもいいのにと少しうらめしく思いましたが、正午前には新宿のデパートに寄るつもりにしていたので、お気に入りのレインシューズをはいて雨でもへっちゃらとばかり、うきうき気分で家を出ました。

デパートのバレンタインフェア特設売場は外の寒さとは対象的で、エスカレーターを降りたところから、チョコレートを買い求める女性たちがあちらこちらで行列をつくり、むせかえるような熱気であふれていました。娘はここで短期アルバイトをして、今日はもう十一日め、毎日朝から夜九時ごろまでがんばっていました。あらかじめ、売場のどのあたりに娘がいるかは聞いていましたが、そこへまっすぐには向かわず、ショーケースを飾っている色とりどりの宝石のようなチョコレートの数々をかがみこんで眺めていました。どれも魅力的で、このなかから贈りたい一品を見つけ出すのは大変なことだと思いながら、ゆっくり狭い通路を進んでいきました。

「いらっしゃいませ。どうぞ、ご試食ください。当店一番人気のプラリネです」

ふだんより高いトーンの娘の声が聞こえてきました。白いシャツブラウスに黒のエプロン、頭には黒の三角巾、モノトーンの制服が私にはりりしく感じられました。はつらつと働いている娘を見るのは、母親としてこのうえもない幸せです。接客仕事は、十八歳のころから始めたファーストフード店のアルバイトの経験からも好きだと言っていました。

私が買い求めたのは、ベルギーの工場から空輸されているその店の人気のプラリネではありません。オレンジピールをベルギーチョコレートで包みこんだ「オランジェット」。大好きなブラックチョコレートにくるまれたオレンジピールのほろ苦い甘酸っぱさが、私の想いを伝えるのには、最高のものだと思っていました。

贈る人は二人。一人は、これから講演を聞く松崎運之助先生です。

それは二〇〇八年一月、『ひまわりママ』主催の講演会で、松崎運之助先生と出会ったことから始まります。先生は山田洋次監督の映画「学校」のモデルとなった方で、長く夜間中学教師を勤められました。戦争や貧困などさまざまな事情で年配になってから学ぶ人たちはもちろん、不登校、ひきこもり、非行傾向の生徒、障害のある生徒と向き合ってきました。

二十年前先生は夜間中学の卒業生や、ちょっと心が疲れたり、人のぬくもりを感じたい人たちのための居場所「路地裏」を始められました。先生はそこを心のオアシスと呼び、こう語っています。

「一人ひとりの光を大切にしていこう。小さな光でも集まれば大きな明かりになる。その明かりをみんなで楽しもう。路地裏には組織も会則もありません。参加資格も一切ありません。この指とまれ方式ですから、気が向いたとき、関心があるとき参加すればいいのです。人は生きづらかったぶんだけ、自分を楽しんでいいのです。思いっきりはじける権利があるのです」

私もすぐに路地裏に入れてもらいました。そこはがんじがらめになっていた自分を自由にありのままに解放することができる、私にとって癒しのコミュニティでした。松崎先生や夜間中学で苦労して学んだ人たちのお話を聞くうちに、心がほぐれていき、三年後、私は自分でも気がつかないうちに、先生への私信で初めて娘のことを話しました。そして届いた路地裏通信には「自慢の娘」と題して私の手紙が載っていて、先生の言葉が添えられていました。

「娘さんのこと初めて知りました。子を思う母の心に胸熱くなり涙をこぼしました。なんとすてきな母娘なんだろうと思いました。実は同じような年ごろの子どものことで心痛めている方たちがいらっしゃいます。公子さんの手紙、その方たちへも励ましとして届けたくて、通信に載せさせてもらいました」

十四年間とてもつらかったのが、ああ、これで間違っていなかったんだと肯定されたようで、どんなにうれしかったかわかりません。そして私自身がたくさんの方に支えられて、こうして生きていることに感謝せずにはいられませんでした。

もう一人は父。学校を卒業するのに、普通の子どもより何年も長くかかっている娘だけれど、しっかりと育てているから大丈夫だよ、心配しないで見守ってほしいと、年老いた父母に伝えたいと思いました。

# おわりに

ねむりひめの目覚めを待って、拙い文章を最後まで読んでいただいたみなさまありがとうございました。

誰にも話せずにいた私の子育てと、ましてや娘自身が自分の言葉で睡眠障害の学生生活をこうして書くことになるとは、一年前までは思いもよりませんでした。この本は元夜間中学教師松崎運之助先生が出している『路地裏通信』に載った私の手紙を、東京シューレ出版の方がお読みになり、声をかけてくれました。

「この文には希望が感じられます。桜蔭高校をやめて、定時制高校をよく六年もくじけずにがんばって卒業しましたね。すごい娘さんですよ。ぜひ娘さんのことを書いてください。できれば娘さんにも書いてほしいです」

「娘にも話してみますが承諾するかどうか？　ダメだったときはこの話はお受けできません」と答えました。原稿用紙二百五十枚、十万字、来春の出版を目処にと、突然の大仕事を受ける自信などまったくありませんでしたし、娘は百パーセントオーケーしないと確信していました。

とはいえ、一応聞いてから返事をしなければと次の日の夜、路地裏通信を見せて娘に話をしました。自分のことを母親がこんなふうに書いてしまって、私は責められるのも覚悟していました。けれども娘の反応は意外なものでした。

「書いてもいいよ。書くのきらいじゃないし」

書くことは苦手だとばかり思い込んでいた私は拍子抜けしてしまいました。娘が書くと承知したのですから、私がやーめたという訳にはいかなくなりました。書くことで誰かの希望の光になれるのなら、そのお役目を負ってみようと考えました。

十五年を振り返る作業は私にとって一年がかりの大変つらい作業でした。三十冊の能率手帳と家計簿に記した細かな文字を拾い集めて、娘が中学校へ入学した日からのノートを作りました。薄くて細かい走り書きのメモは自分の字でもよく読めません。その時々の情景が思い出されて涙は出てくるし、困ってしまってとうとう百円ショップで老眼鏡を買ってきました。

手帳には娘の起床時間、体調、遅刻や欠席、通院治療、そのときの私の気持ちや娘の言葉もたくさん記されていました。何のために書き残したのか、我ながらおかしくなりましたが、そこには娘のことで頭がいっぱいになっている当時の私がいました。検査結果や薬もファイルしていたので、大変役に立ちました。いざ書き始めると封じ込めていた感情がよみがえってきて泣く夜が続きました。筆は一向に進みません。めったなことでは医者にかからない私が睡眠障害の娘のことを書くため、睡眠薬をもらいに医者に行くことになってしまいました。

この本が誕生するきっかけをつくってくださった松崎運之助先生のお話は、笑いと涙にあふれ、講演会を初めて聴いた時から、私は先生の飾り気のない人柄にひかれ、故郷のことばが通じる数少ない方に出会えたことにうれしくなりました。先生の故郷、長崎路地裏散歩にも参加しました。私は小学校の二年間を長崎で過したこともあり、何度か訪れていましたが、この時は初体験のコースばかりでした。坂の長崎を歩き疲れた夜はみんなで歌の大合唱。こんなにはじけたのは何年ぶりかしらと思うほど夢心地でした。

十六世紀、遠くポルトガルのリスボンを出航したザビエルが、キリスト教の種をまいたのもこの長崎が中心でした。いにしえから、極東の小さな島の最西端の長崎に引き寄せられた世界中の多くの人たちが、まさしく〝ちゃんぽん〟となって創ってきた独特の歴史と文化がこの街にはどっさり詰まっています。長崎は懐深く、人情厚く、陽気で寛容な、そして平和を願ってやまない祈りの街だとあらためて感じました。

一五八二年、天正遣欧使節の四人の少年もこの長崎の港を出て、遥かポルトガルのリスボンを目指しました。私も願い叶って、原稿を書き終えたこの春にポルトガルへ行くことができました。ユーラシア大陸の最西端ロカ岬は「地果て海始まる」ところです。大西洋は想像以上に広く大きい海原でした。この海に漕ぎ出したポルトガルと日本が私の中でつながった瞬間でした。今こうして生かされていることがうれしくてただただ涙がこぼれました。

一年かかっての難産な本となりましたが、これ以上の喜びはありません。助産師役を担ってくださった東京シューレ出版の小野さんのお力なくして、この本は生まれなかったと思います。心より感謝申し上げます。

いつも、ありのままの私を何も言わずに見守っていてくれた夫と本の誕生に協力してくださったみなさまに深く感謝します。
最後になったけど、「つらいときも、楽しいときも、いつもそばにいてくれる大好きな母」と書いてくれた、さっくん、ありがとう。この本は私たちの子どもだね。

二〇一二年七月

堀本公子

## 著者略歴

堀本公子
1957年、佐賀県に生まれる。大学を卒業後、大阪で就職。81年出産のため退職。86年夫の東京転勤に伴い武蔵野市に転居。96年女性労働協会「保育サービス講習会」修了生仲間と訪問型一時保育を中心とした子育て支援団体「ひまわりママ」を立ち上げる。副理事長として主に事務局運営を担う。並行して98年保育士資格を取得し、保育園などで非常勤保育士として勤務している。

堀本さくら
1982年、大阪府に生まれる。幼稚園入園まもなく東京都武蔵野市へ転居。95年桜蔭中学へ入学するが、三年生の春から体調を崩し、以来睡眠障害をかかえながら学生生活をおくる。2005年、都立新宿山吹高校を卒業。ドレスメーカー学院アパレル技術科で服飾を学んでいる。

# ねむりひめの目覚めはいつ
睡眠障害の娘と母のドキュメント

2012年8月20日　初版発行
著　者　堀本公子／堀本さくら
発行者　小野利和
発行所　東京シューレ出版
〒162-0065 東京都新宿区住吉町8-5
Tel・Fax 03-5360-3770
Email info@mediashure.com
Web http://mediashure.com
カバーイラスト　朝日春花
装幀　芳賀のどか
印刷・製本　モリモト印刷株式会社
定価はカバーに表示してあります。
ISBN 978-4-903192-20-8 C0036